«¿Y si resulta
que la vida
es mucho más
sencilla de lo que
nos han hecho
creer siempre?»

Paliativo

EDITORIAL
ROSAMERÓN

Paliativo

LA AMISTAD COMO ÚLTIMO REFUGIO

SAMUEL DACANDA

PEFC
PEFC/14-38-00331

Certificado PEFC

Este libro procede de bosques gestionados de forma sostenible y fuentes controladas

www.pefc.es

Paliativo
Primera edición: enero de 2024

Ilustración de cubierta: © Luciano Lozano
Ilustración de interior: © mubai / alexat25 - iStock

ISBN (papel): 978-84-127383-8-4
ISBN (ebook): 978-84-127383-9-1
Depósito legal: B 20908-2023

Diseño de cubierta y del interior: J. Mauricio Restrepo
Impresión: Romanyà Valls
Impreso en España – *Printed in Spain*

editorial@rosameron.com
www.rosameron.com

Índice

A Guzmán.

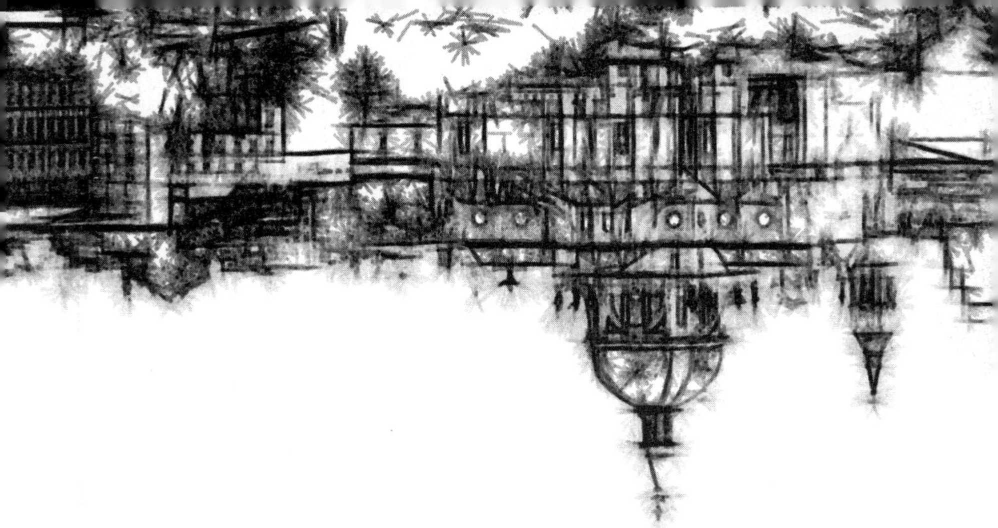

A Patri,
por ser siempre mi contrapunto,
mi compañera y mi mitad.

A mis padres y a mi hermana,
por su apoyo constante
en todas mis locuras.

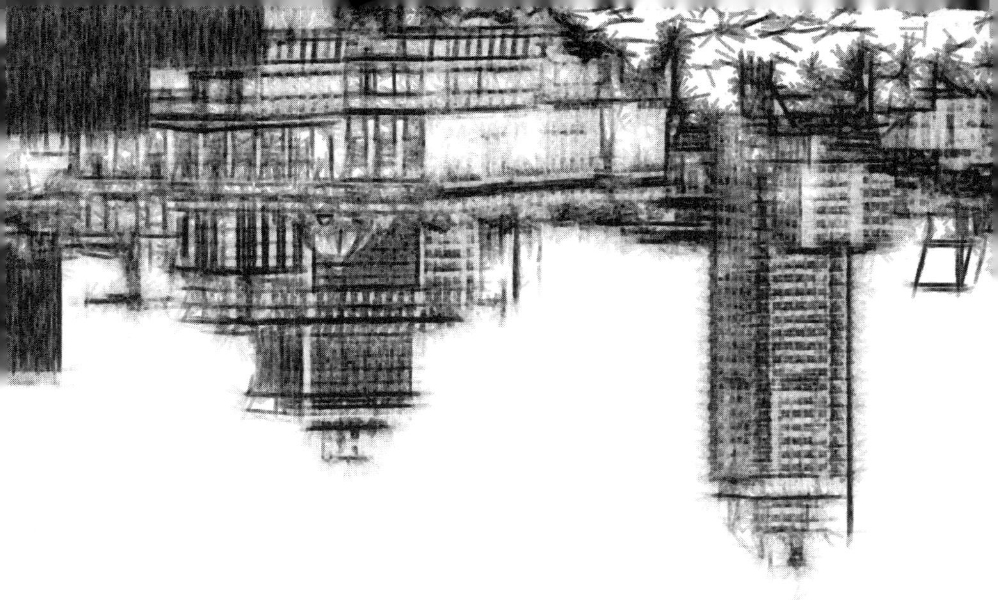

A mis tres pequeñas oruguitas,
crisalizando en bellas
mariposas.

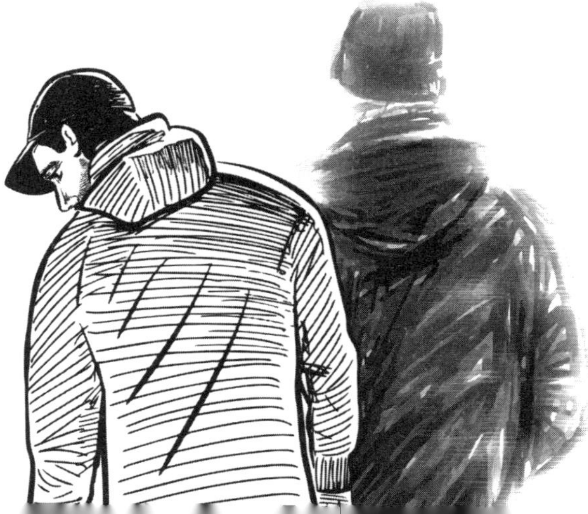

Este libro se ha escrito en las numerosas noches de guardia en un hospital de Madrid, en la biblioteca del Ateneo, en la facultad de Filología de la Universidad Complutense de Madrid, en la oficina de Manolo 1934, en una playa de Málaga, en un solitario hotel de Salamanca una cómica noche de verano, en un autobús eterno en Vietnam, en Burgos y su pueblo más bonito, Zael, en Gozo y en Malta, en Milán y de camino a Valladolid en un tren de alta velocidad. En voluntarias y maravillosas noches en vela, y en atardeceres con un vino, o dos.

PRELUDIO

Nunca valoramos nuestra situación hasta
que empeora, ni sabemos apreciar aquello
que tenemos hasta que lo perdemos.

DANIEL DEFOE

1

Dos años antes del epílogo

GUZMÁN SABÍA QUE LO QUE ME ESTABA PIDIENDO sobrepasaba la amistad. A fin de cuentas, y con irregularidades en los veinte años de relación que nos antecedían, nos conocíamos demasiado. Teníamos una amistad fraternal, habíamos sido y éramos confidentes, preferíamos compartir las alegrías y las tristezas entre nosotros antes que con nuestras propias familias. Buscábamos consejos vinculantes el uno en el otro antes de tomar decisiones importantes. Éramos amigos de verdad.

«Rodri, ¿un café? ¿Instituto Francés?», me wasapeó.

Guzmán siempre sugería espacios agradables para nuestros encuentros, sobre todo cuando se traía algo entre manos. Sin embargo, cuando acudía a su llamada, nunca sabía si su ecléctica manera de proponer un plan tenía un trasfondo de preocupación o era, simplemente, para pasar un rato. Por eso, y porque ambas cosas me gustaban, en la práctica totalidad de las ocasiones aceptaba sus propuestas.

—¿Hoy? Imposible, tío, *sorry*. Estoy superliado. ¿Mañana? —le respondí mientras trataba de concentrarme en el artículo que me había propuesto acabar.

No me respondió. En el fondo sabía que mi trabajo me atrapaba demasiado. Demasiado tiempo dedicado a lo intrascendente. Me autoconvencía de que tenía un horario muy bueno, de que tenía los fines de semana libres y de que tenía numerosas actividades una vez salía del trabajo. Pero, en el fondo, sabía que siempre bullía en mi cabeza, en algún lugar del subconsciente, cualquier asunto laboral que no me dejaba tranquilo. Mi vida avanzaba en medio de un ritmo laboral tirando a poco exigente, pero de obligaciones constantes, muchas de ellas innecesarias, que no era capaz de desatender. El rechazo inmediato a la propuesta de Guzmán era el enésimo ejemplo. Extraña manera de responder a mi escala de prioridades. Sentía vergüenza de mi propia respuesta («estoy superliado»). En cualquier caso, él tampoco me había urgido a quedar, ¿no?

Era verdad que yo también podía haberle preguntado más directamente, pero tenía cosas que hacer, ya lo había dicho y, además, no me gustaba cambiar de plan a última hora. Eso Guzmán lo sabía de sobra.

Pasaron dos minutos, quizá tres. Mi intuición me decía que había algo más en aquella propuesta. Rebusqué en mi agenda un hueco ulterior para cambiar la reunión que tenía después de comer y así poder satisfacer a mi amigo. No me gustaba quedar con más de una persona en un mismo día porque nunca sabes lo que te deparará la conversación que aún no has iniciado. Así que reunirme con Guzmán suponía cancelar todo lo que pudiera haber planeado para esa tarde. Nunca estoy dispuesto a correr el riesgo de tener que dejar a medias el mejor diálogo de mi vida, y menos por anticipado. Si después la conversación era anodina y la cita breve, siempre podía entretenerme con cualquier cosa, que eso se me daba especialmente bien.

Por otro lado, a pesar de que eran malas fechas por la cercanía de las fiestas navideñas, y odiaba cancelar citas a última hora, conseguí agendar mi obligación profesional para el día siguiente. Así pues, la cita con Guzmán pasó a ser lo prioritario y la teórica obligación, lo secundario.

—¿Sí? ¿Rodri?

—Guzmán, al final sí puedo. ¿A las cuatro te va bien? —No necesitaba verle la cara para saber que la decepción se había tornado en sorpresa—. Y que no sea en el patio, que hace frío.

—Claro, Rodri, cuando tú digas. Gracias por hacerme un hueco —ironizó—, empezaba a dudar de si seguíamos siendo amigos. Últimamente, si no fuera porque ando todo el día detrás de ti, ni quedaríamos.

—Tienes razón, Guzmán. Ya sabes, el trabajo... Discúlpame. —Preferí aceptar la crítica ante su inhabitual sentimentalismo que rebelarme con justificaciones que sonaran a excusa.

Después de comer un sándwich asqueroso de una máquina de *vending*, salí del trabajo, tomé el metro, y quince minutos antes de la hora prevista para nuestro encuentro, estaba en el Instituto Francés. Como casi siempre sucedía, Guzmán ya estaba sentado esperándome. Esta vez no llevaba ningún libro. Se limitaba a posar una mirada ausente sobre el patio interior que, a través del límpido ventanal, regalaba un remanso de paz único en el mismo centro de Madrid. No cabía duda de que algo estaba pasando. Me alegré de haber tomado la decisión de priorizar a mi amigo esa tarde.

Tras reparar en mi presencia, se levantó de la acolchada silla roja en la que reposaba y nos dimos un cariñoso abrazo, como hacíamos habitualmente, aunque en esta ocasión noté que Guzmán tardaba un poco más en separarse, manteniendo el contacto unos segundos extra.

—Me encanta nuestra puntualidad, ¿qué te pido? —Mi amigo se adelantó con su ofrecimiento, que verbalizó a modo de saludo.

—Veo que aún no me conoces tanto como pensaba —le respondí con una media sonrisa mientras me sentaba en la silla que quedaba libre al lado de la que mi amigo ya ocupaba—. Un café solo, sin azúcar. Gracias.

En los dos minutos que Guzmán tardó en volver, consulté el móvil, lo puse en silencio y me deleité con aquel edificio de principios del siglo XX, que había sido testigo de miles de horas de cursos sobre la lengua y la cultura francesas. Intentaba calmar la sinapsis de mis inquietas neuronas tratando de adivinar qué preocupación intranquilizaba a Guzmán.

—¿Estás seguro de que no quieres salir a la terraza? No hace tanto frío y tienen los calefactores encendidos.

—Tú mandas, eres el que ha propuesto el plan, pero no me tengas más en ascuas, por favor. ¿Me puedes contar qué está pasando? —le respondí, evitando un conflicto entre nuestras cabezonerías e intentando poner fin a la incertidumbre.

—Sí, bueno, en realidad tengo una cosa que contarte y una propuesta que hacerte. Pero quiero que sepas que, decidas lo que decidas, nada va a cambiar la relación entre nosotros. —Eso último era mentira, pero no me lo dijo.

Nos sentamos a una de las mesas exteriores del Instituto, a una distancia prudencial del resto de los visitantes para guardar una intimidad que Guzmán pedía sin verbalizar. Tras un breve silencio que aprovechamos para beber nuestros respectivos e idénticos cafés, mi amigo, con un semblante serio que me costaba reconocer, arrancó:

—Rodri, he tomado una decisión importante.

—¿Ah, sí? Tú dirás... aunque miedo me dan tus «decisiones importantes».

—Joder, aún no te he contado lo que es y ya me estás poniendo pegas. ¿Me dejas hablar?

—Vale, perdona, tienes razón. Dispara.

—Gracias. A ver... —Se notaba que Guzmán no estaba cómodo con la conversación—, tengo una noticia mala y una buena, ¿por cuál empiezo?

—Sorpréndeme —le respondí, intentando ofrecerle toda la confianza posible.

—Bien. La buena noticia es que te voy a proponer una experiencia vital inolvidable. Algo que traspasa todos los límites imaginables, incluso los de la amistad.

—¿Y la mala?

Atónito, abandoné aquella terraza media hora después de haber llegado, dejando a Guzmán como lo había encontrado, con la mirada perdida a través del mismo cristal transparente, pero esta vez apuntando hacia el interior. Sé que él esperaba una carta blanca, pero esta vez tenía que medir las consecuencias de mis actos.

Él sabía, tal y como habíamos comentado en muchas ocasiones, que yo estaba dispuesto a hacer un paréntesis en mi ajetreada vida profesional, pero ¿qué había del resto? Un parón laboral sonaba muy interesante. Sin embargo, lo que Guzmán me pedía acarreaba una serie de daños colaterales que no me agradaban tanto. ¿Había pensado de verdad mi querido amigo, en profundidad, en cómo quería que yo cambiara mi vida por él?

Decidí dejar pasar unas horas sin pensar en la propuesta. Esa tarde me entretuve paseando un tiempo por el centro hasta que noté que ya anochecía. Cogí el metro de vuelta a casa. Por suerte, aquella noche no me esperaba nadie. Clara estaba trabajando, lo cual me tranquilizó. Me consolé imaginando que habría tenido que fingir una falsa normalidad si hubiéramos cenado en nuestro salón, con el árbol de Navidad al fondo y la televisión apagada. Fuera la hora que fuera, hacíamos lo imposible por pasar los últimos momentos del día juntos, lo que incluía la cena y la sobremesa. Nos podíamos pasar fácilmente un par de horas charlando y contándonos las anécdotas del día. Al fin y al cabo, como nos dedicábamos a lo mismo, nuestras conversaciones empezaban hablando del trabajo y, hacia el final de la cena, ya estábamos en lo personal, debatiendo sobre cualquier tema que nos preocupara. Por eso era mejor que Clara, en esa atípica noche, no estuviera, y yo pudiera calibrar la decisión que probablemente iba a cambiar el resto de mi vida.

Tenía que escoger; blanco o negro. Y era una decisión que solo yo podía tomar, asumiendo las consecuencias paralelas que se pudieran ocasionar. Tenía que pensar en mí y en lo que yo quería. O en lo que creía que debía hacer. Seguro que estaba siendo egoísta, pero... ¿cuánta gente aceptaría ese contrato que Guzmán me proponía? y ¿cuánta gente lo rechazaría y no se lo perdonaría nunca?

Opté por reposar un poco en la noche que sobrevenía, en la que daba por sentado que ni la mejor benzodiacepina haría el milagro de calmarme. Dejar pasar el tiempo haría que las emociones se asentaran y la razón emergiera, otorgando cierto equilibrio a esta locura que una de las personas más importantes de mi vida me había propuesto, poniendo toda mi vida patas arriba cuando menos lo esperaba.

Era diciembre de 2021, una noche invernal en Madrid, fría como es el frío madrileño por esas fechas, relativo, pero seco y penetrante. Esa gélida sensación, que se me metió en los huesos desde el momento en que dejé a Guzmán en aquel patio del Instituto Francés, no me abandonaría hasta que, armado de valor, me atreviera a coger el teléfono unos días después para llamar a mi amigo con la decisión tomada.

Guzmán se iba, y me había elegido a mí para acompañarle en ese viaje. Únicamente de mí dependía rechazar la oferta y dejarle solo para siempre, o aceptarla y ser yo el que lo pusiera todo en juego.

2

Un año y cuarenta y ocho semanas antes del epílogo

EN LO QUE A MÍ RESPECTA, LA SITUACIÓN ESTABA más clara de lo que podría parecer en un primer momento. De repente y sin previo aviso, me encontraba en un callejón sin salida, del que tan solo se me ocurría una escapatoria posible: huir.

Para lograr mi objetivo, ya había empezado a dar los pasos necesarios. Las decisiones que tuve que tomar no fueron sencillas, ni mucho menos, pero eran tan ineludibles como cruciales. Tenía que hacerlo con premura pues notaba que la vida se me estaba escapando de las manos. No había tiempo que perder si quería ser consecuente con la decisión que había tomado, y ese era precisamente el quid de la cuestión: el tiempo.

Lo más complejo ya estaba hecho. Por un lado, ser capaz de asumir que la vida se me acababa y, por otro, tener el morro o el egoísmo de pedírselo a mi amigo Rodri.

Ahora la responsabilidad era suya y a mí solo me quedaba esperar tranquilamente su llamada (algo que, debido a mi impaciencia, nunca se me había dado bien). Rodri tendría que sopesar todo lo que estaba en juego (lo más seguro y en última instancia, nuestra amistad) y decidir si accedía o no a hacerme el favor que le había pedido: acompañarme en el último viaje de mi vida.

Reconozco que era una encerrona y que, probablemente, no tenía derecho a pedirle eso a nadie. Pero en realidad, si no es por este tipo de situaciones, ¿para qué vale realmente la amistad?

Por mi parte, ya me había puesto a gestionar todos los trámites necesarios para realizar el viaje: la solicitud de la baja laboral definitiva, la venta de los bienes (vivienda, coche, mobiliario, plaza de garaje...). Al ser soltero y vivir solo en mi casa, no tenía demasiadas posesiones, y no me iba a resultar muy doloroso desprenderme de ellas. De hecho, desde que me dieron la fatídica noticia tendía a relativizarlo todo, y las pertenencias eran lo primero.

En este punto lo tenía claro, no iba a regatear ni a tratar de sacar lo máximo posible por mi casa. Si la primera oferta era razonable, no tendría ningún reparo en deshacerme de todas mis posesiones y tener disponible el dinero de la venta en mi cuenta bancaria lo antes posible. Al fin y al cabo, ¿quién quiere posesiones cuando sabe que se va a morir?

Lo más delicado sería mantener todo esto en secreto, ya que, a excepción de Rodrigo, mi médico y mi jefe, no lo sabía nadie más. Y no porque no tuviera otros amigos y familiares queridos, sino porque pensé que sería mejor evitarles el mal trago, al menos por ahora. Ya se enterarían más adelante.

Aunque, en realidad, la verdadera razón de mi mutismo era que no me gustaban las despedidas. De hecho, las odiaba. Y obviamente, si en este caso se trataba de la última despedida, me apetecía aún menos.

«Que se enteren cuando ya me haya muerto y así nos ahorramos todos el desagradable trámite», pensé para autoconvencerme de la decisión que había tomado de no despedirme de casi nadie.

Lo curioso era que, siendo consciente de que, poco a poco, me quedaba menos tiempo, cada vez me preocupaba más por mí mismo y menos por los demás. De nuevo, el tiempo. Me encontraba como en un reloj de arena ya boca abajo y que no tenía forma de parar. Esa inevitable sensación de fugacidad. Y esto era tremendamente contradictorio porque cada vez me encontraba más tranquilo, en calma, a gusto conmigo mismo, seguro de lo que estaba haciendo, sin miedo, asumiendo la realidad tal y como se me había presentado, sin drama ni rencor.

Aún tenía pendiente el tema de mi familia.

Delicado.

No les quería contar que me iba para siempre, pero sí necesitaba decirles que me tomaba un tiempo para reflexionar y hacer un parón en mi vida.

Esperé al domingo por la noche en que, como todas las semanas, teníamos cena en casa de mis padres. Y ese sería un buen momento para ir desvelando mis planes. Tras una velada tranquila y agradable, como solía ser habitual, esperé a los postres para tomar la palabra.

—Escuchad un momento, por favor —dije al tiempo que solicitaba atención—. Tengo que contaros que...

—¡Eres gay! —dijo mi madre, sin dejarme acabar la introducción.

—No, mamá, no. Por enésima vez... ¡No soy gay! —exclamé, bastante harto ya del temita.

—Hay que ver cómo te pones, hijo —comentó mientras se hacía la ofendida—. Entiende que con la edad que tienes, sin novia y todo el día con tu amigo Rodri para arriba y para abajo...

—¡Mamá! Ni estoy todo el día con Rodri, ni me gustan los... Bueno, que da igual, dejemos ese tema, por favor, que no conduce a ninguna parte. Lo que tengo que contaros es importante y necesito que me prestéis un poco de atención —lo dije sobre todo para que mis hermanos dejaran de descojonarse y se creara una atmósfera propicia, o al menos adecuada, para dar la noticia.

—¡Silencio todo el mundo! —dijo mi padre, poniendo un poco de cordura—. Te escuchamos, hijo.

—Gracias, papá. Bien. —Me aclaré la garganta—. Veréis, esta es una decisión que he tomado tras mucho meditar, pero entiendo que os pueda parecer, de primeras, un poco drástica o incomprensible. Os pediría un poco de amplitud de miras —aquí comenzaba mi pequeño gran embuste— y que entendáis que esto es lo que necesito ahora mismo para ser feliz. —Esto último era cierto.

«A ver lo que nos va a decir ahora este», escuché cómo le susurraba mi hermana a mi hermano al oído.

—Lo que os quería contar —continué tras una miradita a mi hermana de «te he oído, imbécil»— es que he solicitado un año de excedencia en mi trabajo y que, durante ese tiempo, voy a realizar un viaje por el mundo.

—¡Ay, por favor! —saltó mi madre, a la que ahora le resultaba mejor opción mi supuesta homosexualidad.

—Dejadme que me explique. —Levanté las manos para pedir un poco de calma—. La decisión no es solo laboral. Es cierto que estoy hasta los huevos del curro, del estrés, de la mierda del día a día que llevo y de lo poco que me parece haber aprovechado mi vida hasta ahora. Pero también es verdad que necesito un tiempo para pensar, para alejarme de mi entorno, para vivir nuevas experiencias y para tratar de encontrarme a mí mismo. —Estrictamente no había dicho ninguna falsedad, aunque es cierto que había obviado la razón fundamental.

—Por el amor de Dios, hijo, pero ¿tú has pensado bien qué vas a hacer un año por ahí, sin ganar dinero y gastándotelo todo? ¿De qué vas a vivir cuando vuelvas? —alegó mi madre, más asustada por mi futuro que por mi salud mental—. ¿No te das cuenta de que tienes ya casi cuarenta años como para andar haciendo tonterías?

Fue exactamente en ese momento y gracias a ese preciso comentario de mi madre, cuando me di cuenta de que estaba haciendo lo correcto. Si le llego a contar toda la verdad de golpe, se muere un año antes que yo. Y eso no hubiera tenido sentido.

—Vamos a ver, mamá, piensa que tengo ciertos ahorros y que voy a viajar sin demasiadas pretensiones. —Todo eso era falso ya que había vendido mi casa y pretendía viajar a todo tren, como si fuera a morirme mañana—. Estaré fuera el tiempo que me dure el dinero, y cuando se me acabe, vuelvo y empiezo de nuevo. No hay por qué asustarse. Es tan solo un parón en mi vida. Un *gap year*, que dicen los ingleses.

La conversación siguió durante media hora más, aproximadamente. Mis hermanos se partían de risa con mi historia y mis padres no daban crédito a lo que les contaba. Como si estuviera tirando toda una vida por la borda. Si ellos supieran...

Y así estuvimos hasta que dije que me tenía que ir, que estaba cansado y que mañana madrugaba para ir al trabajo que tan hastiado me tenía.

Estaba convencido de que mi decisión no les había dejado muy tranquilos. De hecho, creo que el resto de la familia se quedó en casa de mis padres para comentar hasta qué punto había perdido yo la chaveta. Lo único positivo, lo más importante, era que al menos ninguno dudaba de la trola que les había colado o, al menos, eso pensé yo en ese momento.

Me encontraba ya cerca de mi casa cuando me sonó el teléfono. Eran alrededor de las doce de la noche, así que no podía ser una compañía telefónica para ofrecerme cualquier servicio que ni necesitaba, ni había solicitado.

¡Era Rodri!

«Bien... ha llegado el momento», pensé.

Por primera vez desde que había recibido la fatídica noticia sentí miedo.

¿Y si me dice que no?

¿Y si tengo que dar marcha atrás?

¿Y si al final se lo tengo que contar a mis padres?

¿Y si me muero solo?

«Venga, Guzmán, no me jodas —me dije a mí mismo para alejar mis temores—, deja de darle vueltas a la cabeza y afronta la realidad tal y como venga».

—Ey, ¿qué pasa, tío? —le dije a Rodri con un nudo en la garganta.

3

Un año y cuarenta y nueve semanas antes del epílogo

ESE PRIMER MARTES DEL AÑO cerré la puerta de casa sabiendo que sería una de las últimas veces que lo haría, al menos, a esa hora de la mañana. Odiaba los martes, era mi peor día de la semana. El sentimiento colectivo invade los lunes de una tristeza infinita, pero la intensidad de volver a lo nuevo cada semana hace que, para mí, ese día, con su novedad y su sorpresa, despierte incluso ciertos nervios que lo hacen más llevadero. Los martes se me hacen tediosos, son la rutina de la rutina, el venir de un día igual para volver a otro idéntico, deseando que acabe para sumergirnos en otro, el miércoles, similar. La guinda a la salida de casa de los martes solo podía ponerla el encontrarme con algún vecino con ganas de charlar. Me estaba convirtiendo en un *viejoven*, pero, en el fondo, me gustaba. Había disfrutado tanto de todo, había sido tan social, tan viajero y tan hablador, que ahora tenía una cuenta pendiente conmigo mismo y con mi silencio reflexivo.

Aún con legañas que me impedían ver del todo bien, arranqué mi coche y me dirigí, como cada mañana, al hospital del centro de Madrid donde trabajaba. Era tres de enero de 2022, y la habitual sintonía radiofónica estaba llena de periodistas suplentes que hacían de esa época del año algo diferente para todos. Como era propio de la primera semana del año, y fruto de la ausencia de actividad escolar, las calles estaban vacías a las 7:50 de la mañana, así que conseguí aparcar unos minutos antes de lo habitual. Desde el garaje donde dejaba mi coche hasta el hospital, el camino me conectaba con la ciudad. Los vecinos mostraban sus despertares con el familiar sonido de sus persianas manuales subiendo sin piedad, las tiendas empezaban sus rituales de apertura, y la calle se llenaba de caminantes que ocultaban su sueño en una mirada distraída. Ese día, no obstante, la calle estaba desierta: solo la mitad de los negocios, en su mayoría cafeterías, abrían sus puertas, y prácticamente todos los escaparates permanecían cerrados. Mientras bajaba con paso rápido hacia la entrada del hospital, me iba distrayendo con las luces de Navidad que rompían la grisácea monotonía del asfalto.

Había estado toda la noche dándole vueltas a la idea de irme un año con Guzmán. Su último año. Cada día que pasaba tenía más miedo y más angustia por encontrar una respuesta que fuera satisfactoria para mi amigo, pero, sobre todo, que yo pudiera encajar en mi vida.

—Buenos días, Rodri —me espetó a modo de arenga la primera compañera con la que me crucé nada más entrar.

En el hospital del siglo XXI ya no había formalismos ni clasismos, y todos nos llamábamos por el nombre o, incluso, por el apelativo.

—Buenos días —respondí— y ¡feliz Navidad!

En el fondo odiaba la frase hecha, la obligación de entregar regalos y felicitaciones en una época del año concreta rompía con mi forma de ver la vida desde una perspectiva más emocional. De hecho, me encantaban las sorpresas, darlas y que me las dieran, y justo este tipo de inflexibilidades arruinaban esa posibilidad. En cualquier caso, la educación y las costumbres me podían y, además, la Navidad en sí me encantaba.

Subí caminando los tres pisos que separaban la puerta principal de mi despacho, en la tercera planta del hospital. Todo el edificio estaba desierto. Era consciente de que le había pedido a Guzmán un tiempo indeterminado para pensar, pero llevaba varios días sin responderle y sabía que la agonía le estaba carcomiendo. Lo mismo que a mí. Pero estaba ciertamente bloqueado. No me había atrevido siquiera a felicitarle el año nuevo. Que no le hubiera respondido no significaba que no pensara en ello. Solo que, cuando intentaba poner en una balanza qué hacer, surgían pros y contras a ambos lados de un modo que, curiosamente, siempre lograba equilibrarla con precisión milimétrica. Por otro lado, Guzmán no me había presionado con una sola llamada, cosa que le agradecí, y eso que, a él, sí le iba la vida en ello.

—No sabes qué días tan ajetreados, Rodri —me recibió José Luis, nuestro secretario de toda la vida, que ni siquiera me había dado los buenos días y ya empezaba con las malas noticias—, menos mal que has llegado.

—Nadie es imprescindible, José Luis. ¿Qué tal las fiestas? —respondí, pidiendo un poco de tregua.

—Bien, todo bien. La jefa está esperando para hablar contigo, ha anulado un día de vacaciones para que os reunáis ahora.

Aunque podría parecer que la conversación no tenía mayor trascendencia, esa frase estaba cargada de incógnitas. Era tres de enero, un día del todo atípico para una reunión de urgencia en el hospital.

—Gracias, José Luis, después tomamos un café, hablamos con calma y me cuentas si Papá Noel te ha traído alguna sorpresa, o solo la colonia de siempre —le respondí en un tono jocoso que él y yo entendíamos a la perfección.

Llegué a la sesión en la que solíamos contarnos las novedades de los últimos días. Ese en concreto tenía que ocuparme de los pacientes hospitalizados, así que la reunión era muy importante para poder ponerme en contexto. Había pasado ocho días completamente desconectado de la vida hospitalaria, diría que incluso descansando, si no hubiera sido por Guzmán y su especial manera de romper mi apacible y familiar Navidad.

—Rodrigo, cuando acabe la sesión, tengo que tomar un café contigo sin falta. — Gracias a esa capacidad anticipatoria para las cosas importantes de la que siempre hacía gala José Luis, tuve que fingir sorpresa cuando la jefa apareció con la imperativa solicitud.

Antonia era una mujer esbelta, de cutis sin arrugas diligentemente tratado cada noche, y pelo teñido de negro azabache, que inspiraba a partes iguales confianza y respeto.

Llevaba toda la vida en el hospital y era una institución. Probablemente pasara más horas en el trabajo de las recomendables, pero la gestión de equipos añadida a la actividad clínica conllevaba un alto coste a duras penas compensado por una remuneración adecuada.

—Claro, jefa, dame veinte minutos y estoy en tu despacho. —Ni siquiera había esperado mi respuesta, y dándose la vuelta, con una imponente soltura, cerró la puerta a la vez que salía con paso airoso de la sala de reuniones.

A pesar de las expectativas que José Luis me había generado hacía diez minutos, la situación no parecía tan acuciante.

El pase acabó a los quince minutos, así que, al salir, me dirigí directamente al pequeño aunque luminoso despacho de Antonia sin siquiera tomar el café que, a modo de ritual, compartía cada mañana con mis compañeros más cercanos. Antonia era jefa desde hacía dieciséis años, y su gestión había provocado un aluvión de cambios en el servicio que empezaban a ser la envidia en el hospital. Había sido capaz de cambiar las instalaciones, haciéndolas más accesibles y confortables para los pacientes, aumentar las prestaciones formando a los médicos en centros extranjeros, e incluso ampliar la plantilla facilitando la incorporación de jóvenes talentos. Nuestro servicio había pasado de la intrascendencia a ser un habitual en los congresos de la especialidad. Podríamos decir que hasta tenía prestigio. Yo estaba muy a gusto, y no podía negar un trato de favor desde mi llegada, hacía ya más de diez años. Mi posición privilegiada me había permitido abrir nuevos horizontes en la investigación y en la docencia que, a pesar de ser en horario no laboral, me apasionaban.

—Rodrigo, hace unas semanas me ofrecieron un cargo en el Ministerio de Sanidad y he decidido que lo voy a aceptar. Necesito un paréntesis en mi labor hospitalaria. Pero para eso necesito que te hagas cargo del servicio desde el mes que viene y de manera indefinida. La dirección del centro está al corriente y unánimemente de acuerdo con la decisión. Eres el mejor candidato para el puesto y tienes el contrato listo para firmar en el despacho del director de Recursos Humanos. No he dudado ni un momento de que lo aceptarías.

A bocajarro, la noticia cayó como una bomba en mi maltrecho esternón. Dos semanas, dos bombas. Las sorpresas se sucedían a buen ritmo.

Antonia me estaba proponiendo lo que profesionalmente siempre quise hacer: dirigir un equipo; nuestro equipo. Ella sabía que yo tenía la formación para hacerlo, pero quizá, ahora mismo, no disponía del tiempo necesario.

En contraposición, Guzmán esperaba mi respuesta hacía días. Sabía que tenía que elegir, tenía dos opciones en el alambre: la profesional, que tendría implicaciones para siempre, puesto que rechazar esa propuesta suponía abocarme al ostracismo, y la personal, en la que tenía la oportunidad de pasar con mi mejor amigo el último año de su vida.

Como siempre hacía cuando me pasaba cualquier cosa, trascendente o intrascendente, llamé a Clara para contarle la oferta.

—No sabes lo que me ha pasado, cariño. ¡Antonia me ha ofrecido la jefatura! Se va al ministerio a trabajar.

—Pero qué dices, Rodri, ¡por fin vas a ser jefe! ¡Me alegro un montón por ti! ¡Tenemos que celebrarlo!

¿Celebrarlo? ¿El qué? Si ni siquiera había tenido valor para contarle lo de Guzmán. Estaba siendo un hipócrita. Y un cobarde. No podía seguir manteniéndola al margen. Necesitaba que ella supiera que ya vivíamos en una incipiente cuenta atrás. Y necesitaba que la lucidez que siempre la había caracterizado me ayudara a decidir, a inclinar la balanza.

Y rápido.

4

Un año y cuarenta y seis semanas antes del epílogo

VIVÍA DESDE HACÍA DIEZ AÑOS en el castizo Barrio de las Letras, justo enfrente del Ateneo de Madrid. Para mí, como no podía ser de otra manera, era el mejor barrio del mundo. A medio camino entre la Puerta del Sol y el Paseo del Prado, la Gran Vía y Lavapiés, el Retiro y el Madrid de los Austrias, Atocha y Cibeles. Fuera a donde fuera, andando, eso sí, tenía lo más interesante de la ciudad a mi alcance: museos, parques, bares, tiendas, teatros, cines, terrazas, cafeterías, calles peatonales, ambiente a cualquier hora del día y de la noche... No podía pedirle más a una ciudad, a un barrio y a una casa, que me aportaba todo aquello que consideraba crucial para llevar una vida plena.

En resumidas cuentas, se podría afirmar que había sido feliz. Es cierto que mi trabajo no me entusiasmaba, y consideraba que le dedicaba más tiempo del necesario, pero en todo lo demás estaba la parte buena, que era muy buena... disponía de muchas horas y muchos días en exclusiva para mí. Para disfrutar de la ciudad moviéndome sin parar de un lado a otro, o para disfrutar en mi casa quedándome tranquilamente a descansar, leer, ver una película, escuchar música, invitar a mis amigos o a alguna novia ocasional... No había tiempo para el aburrimiento y, por lo tanto, tampoco para la creatividad.

Mi casa era mi mayor tesoro. Se la había comprado en nuda propiedad a un nonagenario muy simpático y sensato hacía doce años, y llevaba viviendo ahí desde hacía nueve, así es que con un poco de intuición y una simple cuenta, cualquiera podría esclarecer lo que sucedió y en qué momento.

Cuando la compré, la casa estaba para tirar entera y rehabilitarla. Así que hablé con unos amigos del colegio que habían montado una empresa de reformas y, en cuatro meses, me dejaron el piso como si fuera para estrenar. Aun manteniendo ciertos elementos originales de la construcción centenaria (radiadores de hierro fundido, tuberías vistas, molduras en el techo, ventanas con marcos de madera...), la reforma era de una modernidad minimalista tan acertada que, a diferencia de lo que pudiera parecer, se integraba a la perfección con los elementos más antiguos.

Me encantaba cómo lucía mi hogar, lo que, sumado a mi gusto por el orden y la limpieza, hacía que la casa estuviera siempre impecable. Aunque de vez en cuando hiciera alguna cena o fiesta con amigos, a la mañana siguiente todo volvía a estar en perfecto estado de revista.

Por eso me dio un poco de pena deshacerme de ella. Sabía que la podría colocar bien y que me iban a dar un precio justo teniendo en cuenta las ventajas comparativas del inmueble (reforma reciente de calidad en un barrio privilegiado de Madrid). Pero no le di más vueltas, y lo cierto es que se vendió bastante más rápido de lo que pensaba. Las cosas suceden como suceden, y a mí ya no me quedaban muchos trenes a los que subirme, así que, por suerte o por desgracia, no tuve mucho que meditar.

El primer interesado me ofreció 20.000 euros más del precio que había negociado con la agencia a cambio de que quitara el anuncio de inmediato. Aquello me hizo pensar que podía haberle sacado bastante más beneficio a la operación, pero en mi situación actual, el tiempo valía más que el dinero, y el dinero era tan solo un medio para obtener un fin.

Fijamos una fecha para la firma, y a partir de ahí fue todo bastante rápido. La señora que compró la casa se la quedó tal y como yo la tenía, con todos los muebles, cuadros, lámparas, decoración vigente y plaza de garaje. Yo creo que no la quería para vivir, sino para alquilarla, especular o vaya usted a saber. No era de mi incumbencia. De hecho, ya me daba igual.

Lo único verdaderamente importante para lo que me quedaba de vida era el dinero de la venta disponible en mi cuenta corriente y la llave de la taquilla número treinta y ocho del Ateneo de Madrid, guardada cuidadosamente en el bolsillo interior de mi mochila. Lo demás era tan banal como prescindible.

Mi duda ahora era si trasladarme a casa de mis padres durante el lapso de tiempo que transcurriría entre la entrega de mi piso y el inicio del viaje o... pedirle a Rodrigo otro favor.

—Oye, colega, ¿a ti qué te parecería si —comencé en un tono ambiguo para restarle importancia a la pregunta— puedo, o, mejor dicho, si quieres que vivamos juntos un tiempo antes de que iniciemos el viaje de nuestras vidas?

—¡¿Qué?! —contestó como si ya no fueran posibles más sobresaltos en su vida.

—No sé, tipo prueba para ver si podemos convivir un tiempo o va a ser un infierno y mejor ni lo intentamos.

—Bueno... no sé qué le va a parecer a Clara, pero si para ti es importante...

—Seguro que le parecerá bien. Por cierto, ¿te he dado ya las gracias por todo lo que estás haciendo por mí?

—Sí. Muchas veces, pero...

—Perfecto —le corté—, porque el otro día leí una noticia que decía que la gente agradecida tiene una esperanza de vida mayor que la gente que no da las gracias.

—Ya, ya...

Estaba poniendo al límite la amistad con Rodri y era consciente de ello. Pero si tenía que irse todo al carajo, mejor que fuera ahora y no en un recóndito país, sin nadie conocido, y a miles de kilómetros de nuestras casas.

Y lo cierto es que no tardaríamos demasiado tiempo en comprobar hasta qué punto se podían tensar las costuras de nuestra relación y cómo eso, que en varias ocasiones estuvo a punto de hacerlo saltar todo por los aires de forma definitiva, acabaría por hacer de nuestra amistad algo inquebrantable hasta el final.

De esta manera me fui a vivir con Rodrigo y Clara unas cuantas semanas antes de tenerlo todo preparado y el itinerario definido para arrancar el último viaje de mi vida.

Esas semanas en casa de Rodri nos hicieron ver a los dos que la convivencia podía ser tan amena y enriquecedora como irritante y agotadora. En realidad, creo que todas las convivencias lo son. Para bien o para mal, cada cual tiene su propia personalidad marcada en gran medida por su situación vital y, por lo general, es distinta a cualquier otra. No es sencillo desinhibirse y adaptarse a una nueva forma de vida. Más aún cuando no tienes la certidumbre de que vaya a ser mejor que la anterior. Al final todas las convivencias, al igual que las relaciones sentimentales, se pueden resumir en un sistema de cesiones. Me di cuenta de ello la primera vez que mantuve una relación sentimental.

Lo puse por escrito en un trayecto que hice en tren de París a Ámsterdam y lo llamé «Ensayo sobre las cesiones». En este breve texto llegaba a la conclusión de que el éxito o el fracaso en las relaciones personales se basaba en la cintura que tuvieran las partes para adaptarse a las necesidades o requerimientos del contrario. El problema radicaba en que, obviamente, nunca se llegaba a lograr un *fifty-fifty*. Lo cual, a primera vista, podría parecer lo más justo, pero ni se corresponde con la realidad, ni se debería forzar. El problema de las relaciones personales, en función de las cesiones proporcionales, radicaba en encontrar una zona de confort compartida en la que ambas partes se encontraran a gusto tanto con las cesiones propias a exigir como con las exigencias ajenas a asumir. Y justo ahí, en esa angosta trinchera, pretendía colocar, egoístamente, a mi mejor amigo.

¿Qué estaba dispuesto a ceder Rodri por vivir conmigo durante un año en unas condiciones emocionales extremas? ¿Qué estaba dispuesto a ceder yo a cambio de tener compañía en el último año de mi vida?

No eran preguntas sencillas, pero la vida tampoco lo es.

Tuvimos varias conversaciones delicadas, trascendentes y necesarias para fijar las bases de nuestro año en común. El respeto y la tolerancia se daban por hecho, pero aún quedaban flecos sueltos por tratar, como la evolución de la enfermedad y sus complicaciones derivadas, la necesidad de cierta soledad y la libertad para poder decidir en cada momento qué hacer y qué no hacer (para ambas partes), el botón rojo o la válvula de escape para que, en los momentos críticos de agobio o necesidad imperiosa, ambos pudiéramos decir: «Hasta aquí hemos llegado. Ya no aguanto más. Me vuelvo».

Bien, convenía incluso hablar y dejar claras esas situaciones disruptivas antes de iniciar el «periplo fatal», o «viaje hacia la muerte», tal y como me maliciaba en expresar en alto, para mosqueo y desesperación de mi compañero de fatigas.

Una vez tuvimos más o menos definidas estas disquisiciones —nunca se habla lo suficiente sobre lo realmente importante—, decidimos que ya estábamos listos para embarcar. Rodrigo había tomado las complejas decisiones que le permitirían emprender la aventura, y yo tenía poco sobre lo que reflexionar, porque tenía poco que perder. Lo único que me quedaba era algo de dinero, un amigo y tiempo, pero no mucho.

Tan solo quise tener la posibilidad de decidir sobre mi final y, a ser posible, que fuera bueno o, en el peor de los casos, lo menos malo posible.

Solo la humildad que da la conciencia al entender lo que significamos puede darnos alguna pista del «para qué» y el «por qué» hemos vivido.

Ya había decidido mi final, y solo quedaba comprobar si iba a ser tal y como lo había imaginado, o si el destino tenía preparados otros planes esperándome a la vuelta de la esquina.

NEGACIÓN

El mundo va a peor,
es lo que dicen todos los que saben
que para ellos no puede ir a mejor.

DAVID TRUEBA

5

Un año y treinta y cuatro semanas antes del epílogo

GUZMÁN NI SIQUIERA HABÍA SIDO CAPAZ de articular el nombre de su enfermedad. Supongo que, en parte, quería mantenerme al margen en esta etapa tan inicial de nuestro viaje. De todos modos, y saltándome la confidencialidad de la que siempre había hecho gala, metí sus datos en la historia clínica electrónica que conecta todos los ordenadores de Madrid y pude comprobar que no me había engañado. Tuve que bucear en los libros de medicina para recordar la evolución de esa enfermedad tan peculiar que ahora afligía a mi amigo. Me había saltado el código deontológico deliberadamente y sin miedo, ya que prepararme para el siguiente año implicaba hacerlo desde un punto de vista médico, y también como cuidador de Guzmán. En mi profesión, siempre había sido capaz de protegerme mentalmente de lo que pasaba en el hospital una vez cruzaba sus puertas, rumbo a la vida normal. La burbuja que supone entrar en un hospital es difícil de entender para los que no han tenido la experiencia de ejercer la profesión. Pero si no eres capaz de evadirte cuando acaba la jornada, estás perdido. Ahora las cosas eran distintas, yo iba a ser acompañante y médico a la vez, durante veinticuatro horas al día, y eso me daba miedo. Tomar decisiones clínicas exigía, en cierto modo, dejar a un lado las emociones, y con Guzmán eso no era posible.

¿Podría ser médico y confidente de mi paciente y, al mismo tiempo, su mejor amigo?

El día antes de partir había ido a la farmacia y me había hecho con todo tipo de medicinas que pudiera necesitar durante la aventura, desde analgésicos convencionales hasta antibióticos, e incluso morfina. La esperanza de vida en una enfermedad es una media de supervivencia a escala poblacional, pero para nada es una garantía real del tiempo que te queda con vida. Por esa razón, debía estar preparado para todo, incluso para que el desenlace ocurriera en los siguientes meses y yo fuera la última persona que, habiendo conocido a Guzmán sano, le viera irse tan pronto.

El vuelo había sido bastante tranquilo a pesar de la tormenta que descargaba con fuerza sobre Madrid. Tras un despegue levemente movido, el comandante apagó la señal de los cinturones de seguridad. En ese momento, Guzmán me pidió que me levantara de mi asiento (siempre escojo el pasillo por la longitud de mis piernas) para ir al baño. Me resultó extraño, porque justo antes de embarcar, tras un último café amargo y en exceso tostado en una franquicia de la T4, ambos fuimos al servicio, precisamente para evitar visitar una estancia tan «noble» del avión. Por si fuera poco, Guzmán se dio la vuelta a medio camino entre el asiento y el baño para retornar hasta nuestras bolsas de mano y llevarse la suya al baño. Yo, que en ningún momento quería ser inquisidor en su proceso, me limité a levantar la cabeza de mi libro lo suficiente como para poder espiar subrepticiamente sus movimientos con el rabillo del ojo.

—Odio los baños de los aviones, son tan incómodos y pequeños, y además siempre hay cola. Parece que la gente está esperando a que se apague la señal de los cinturones para correr hacia ellos, ¿verdad? —Guzmán disimulaba demasiado mal su tardanza. Pude leer hasta tres páginas de mi libro, *Cien años de soledad*, entre que volvía a por la mochila y regresaba al asiento de en medio, donde se había empeñado en sentarse, cediéndome el privilegio de no rozar mi codo con el extraño que iba junto a la ventanilla.

—¿Tienes sed? Voy a pedir algo de beber.

Yo sabía que la enfermedad mortal que padecía Guzmán había dado la cara por alteraciones gastrointestinales. Estuvo tres meses con diarrea antes de consultar con su médico de atención primaria. En silencio. No quería saber la verdad. Como les pasa a tantos pacientes que acuden a los hospitales cuando ya no hay remedio. En ellos, el miedo a saber que sus síntomas obedecen a una patología que puede ser grave es superior a la propia incertidumbre que, día a día, te reconcome sin respuesta y que, bajo mi punto de vista, es la sensación más angustiante que existe. De la personalidad de cada uno depende que se trate un síntoma en una consulta precoz a riesgo de ser tachado de hipocondríaco, o que acabe en una hospitalización tardía con muchas posibilidades de irreversibilidad. Guzmán era de los segundos.

—Gracias, tomaré una botella de agua. ¿Tú qué quieres? ¿Una cerveza para empezar bien el viaje? Tranquilo, no te voy a juzgar, aunque sean las diez de la mañana, cosas peores te he visto hacer. —Guzmán trataba de desviar mi atención. Estaba seguro de que en la mochila llevaba todo lo necesario para poder afrontar cualquier dificultad en los siguientes doce meses. Le había infravalorado, aunque yo, que soy en exceso previsor, quería tenerlo todo controlado.

—Espero el Lambrusco al que me vas a invitar cuando dejemos las maletas en el hotel. Te recuerdo que me prometiste un viaje a todo tren, y para mí eso incluye no solo la logística, sino también comer y beber bien —dije para cerrar el tema y retomar la lectura.

Había elegido leer a Gabriel García Márquez porque sabía que en los siguientes meses tendría muchos momentos de tranquilidad; contaba incluso con tener que pasar alguna noche con Guzmán en el hospital, y siempre había pospuesto el libro cumbre del realismo mágico para un momento reflexivo como el que se presentaba. Era la ocasión de leer, aislarme de todo y conectar conmigo mismo.

No podía pretender que aceptar la propuesta de Guzmán fuera un acto solo servicial. Creo que siempre le iba a agradecer la oportunidad que me brindó; yo también necesitaba esta soledad que tantas otras veces me había dado pánico abrazar. Esa temida introspección que detenía el mundo, mi mundo, y cuyo balance solo podía ser determinado al final del camino.

Llegamos a Fiumicino sobre las 11:30, tal y como estaba previsto. Aunque el viaje iba a ser una vida resumida en un año, con sus estaciones y sus celebraciones, decidimos llevar una maleta de tamaño mediano que nos facilitara la movilidad: un conjunto completo para cada uno de los equinoccios y solsticios que nos quedaban por delante. A fin de cuentas, íbamos a tener que pasar por la lavandería cada semana, y así no tendríamos que facturar cada vez que cogiéramos un avión.

Salimos rápido de la terminal y tomamos un tren directo a Roma-Termini. Habíamos abierto una cuenta común en la que Guzmán había metido todo el dinero, tal y como prometió, y a la que teníamos acceso los dos a través de sendas tarjetas de crédito. Pagamos el billete y, 32 minutos después, estábamos saliendo de la estación principal de la ciudad eterna, con sus habituales ruidos y su algo descuidada infraestructura. No dejan de resultar curiosos los barrios que se forman en torno a las estaciones de tren. Personas de estilos similares, con cierto componente siniestro, que habitan en cada esquina de las sucias y destartaladas estaciones, habitualmente abarrotadas por el día y desoladas por la noche, y que imponen respeto con semblante hostil. Esas mismas personas que un día te encuentras en Roma y otro en Pekín, y que se parecen más entre ellas que a sus congéneres de allá donde residan. Se distribuyen estratégicamente para evitar el frío en invierno y el calor en verano, y desde sus espontáneos habitáculos, en los que llevan su vida a cuestas, se entretienen viendo los trenes pasar y disfrutan del sufrimiento de los pasajeros cuando corren despavoridos en busca de su destino. Forman parte de lúgubres relatos, pero en el fondo es difícil saber de alguien que, habiendo dormido en una estación, haya vivido alguna escena de terror.

Pensando en leyendas ferroviarias mientras esperaba a Guzmán, que de nuevo había hecho uso de los baños públicos, nos dispusimos a buscar un transporte para alcanzar nuestro primer alojamiento. El viaje había empezado, pero, como suele ocurrir, la aventura aún no. Desde que uno cierra la puerta de su casa hasta que hace la primera foto en su destino, se abre un período de espera en el que, aunque no pasa nada y se consume tiempo de vacaciones, se siente cierto placer. Esa «espera del placer que es en sí misma un placer», y que contrasta con el viaje de vuelta, en las mismas condiciones, en sentido contrario, pero con el ánimo contrariado.

—Rodri, ¿hemos mirado cómo llegar al hotel? No he logrado coger cobertura 4G desde que hemos aterrizado. —Guzmán preguntaba, retóricamente, si yo había dejado algún aspecto del viaje sin organizar, aunque, en realidad, para él, el transporte hasta el alojamiento no era más que una muestra de lo que realmente le importaba: que yo lo tuviera todo bajo control. Aun así, en un viaje como este tan solo se pueden planificar las primeras etapas, pero mi mera presencia era para Guzmán garantía de tranquilidad, aunque solo fuera al comienzo.

—Tenemos dos opciones —tanteé la forma física de mi acompañante—: podemos caminar durante cuarenta y cinco minutos e ir parando en algún sitio a tomar algo, o coger el bus 75, que nos deja a tres minutos del hotel. Elige tú.

Como yo esperaba, tomamos el bus, y exactamente treinta minutos después hicimos el *check-in* en el hotel *boutique* de tres estrellas en uno de los barrios más entretenidos de Roma. Casi era la hora de comer, así que dejamos las dos maletas en el hotel y nos fuimos a comer una pizza con un vino espumoso típico, en una terraza con calefactores cerca del Ponte Sisto y con vistas al río Tíber.

—¿Cómo se tomó Antonia tu renuncia a la jefatura? —me preguntó Guzmán, interesándose por mí por primera vez desde que habíamos iniciado el viaje.

Yo me había dado cuenta de que él había afrontado el viaje posicionándose como el centro de atención. Me sorprendió su actitud porque Guzmán no era para nada así. De hecho, quedar a tomar algo con él suponía un tercer grado sobre diferentes aspectos de la vida, pero en el que su intención siempre era conocer tu opinión y aprender, profundizar y ayudarte. Desde que habíamos empezado a planificar el viaje, en las semanas que vivió con Clara y conmigo, ni siquiera se había interesado por cómo había afrontado yo mi renuncia profesional. Por no hablar de lo personal. No se había preocupado lo más mínimo de a qué situación sentimental nos abocaba semejante periplo durante, nada más y nada menos, que un año entero.

—Fue bastante difícil de entender para Antonia. Después de diez años trabajando juntos y de manera tan cercana, ella daba por sentado que yo cubriría su ausencia, tal y como habíamos hecho en otras ocasiones, como, por ejemplo, en vacaciones. Estoy seguro de que en su decisión de aceptar el cargo político del ministerio había pesado que era yo el que me quedaría al mando, y eso le permitiría volver cuando quisiera y con garantías de que habría una continuidad en la gestión.

—¿Le contaste cuál era el motivo real de la renuncia?

—Sí —mentí—. Bueno, le dije que necesitaba un año de tranquilidad y que había iniciado los trámites para pedir una excedencia antes de que ella me pidiera que dirigiera el servicio.

En realidad, a Antonia le había dicho que Clara había solicitado una beca europea para hacer un proyecto de investigación y se la habían concedido, y que dicha beca era una oportunidad única para tener una experiencia fuera de España. Además, los gastos estaban cubiertos y mi cabeza necesitaba una parada técnica. Desde luego, no era lo que Antonia esperaba, pero me sorprendió lo bien que aceptó mi insospechada renuncia.

—Me alegro de que tus opciones laborales permanezcan intactas; al fin y al cabo, dentro de un año vas a tener que seguir viviendo como si yo no estuviera.

Me impactó la manera en la que Guzmán se había referido, en medio de una conversación seria, a cómo sería la vida cuando la enfermedad hubiera causado sus estragos letales. Rebusqué esa sensación entre mis emociones, pero no fui capaz de encontrarla. Por primera vez estaba siendo consciente de que Guzmán se iba a morir. Acepté el reto de la conversación, la primera en profundidad desde el diagnóstico, y me lancé con el temor que supone el rechazo.

—¿Tienes miedo a la muerte, Guzmán? —La pregunta cayó como un jarro de agua fría en la espalda de mi amigo, entre su piel y su camiseta interior que, por muy térmica que fuera, no le protegió en esta ocasión.

Tardó varios segundos, que se hicieron eternos, en contestar.

—¿Por qué habría de tenerlo? —Guzmán no pudo evitar hacer uso de la retranca gallega que llevaba inscrita en su genética, y me respondió con otra pregunta.

—Bueno, no sé, por las circunstancias en las que te encuentras.

—¿Y tú tienes miedo a la muerte, Rodrigo? Quizá a ti te llegue antes que a mí. De hecho, ni siquiera estoy tan seguro de que lo que me han diagnosticado sea tan grave, yo estoy perfectamente. Ya me ves —dijo imitando una pose de culturista en un cuerpo que distaba bastante de serlo.

No daba crédito a lo que Guzmán acababa de decir. Yo había leído sus informes, cosa que no podía contarle, y le había visto renquear haciendo uso de baños públicos en los que jamás habría entrado alguien tan pulcro como él.

—Ya veo... Pero volviendo a tu pregunta, la verdad es que sí. Tengo miedo a la muerte de mis amigos y de mis familiares. A la mía, no. Llámalo egoísmo, pero es lo que siento. Tengo miedo al sufrimiento, a pensar que me voy a morir, pero no a la muerte. Quiero que sepas que estoy aquí para caminar a tu lado hasta donde tú quieras llegar y, aunque hasta ahora no hemos hablado de tu enfermedad ni de los motivos que nos han traído hasta aquí, puedes sentirte libre de sacar estos temas cuando creas que puede venirte bien compartirlos.

—Mmm, gracias, Rodri, se nos está haciendo tarde y no hemos venido hasta Roma para seguir pasando frío en una terraza, *certo*?

Guzmán lo había vuelto a hacer. Volvía a evitarme. Yo sabía que su reacción formaba parte de las etapas del duelo y por eso me había mentalizado para dejar de lado mi actitud machacona, y no forzarle a hablar de temas que a mí me parecían trascendentes. Iba a dejar que fuera él quien marcara los tiempos.

Esa noche llegamos al hotel rendidos. Había sido un día largo, desde el despegue en Madrid, con la obligada espera aeroportuaria, hasta el momento en el que abrimos la puerta electrónica de nuestra habitación doble. Tenía una extraña sensación. Estábamos de vacaciones, habíamos visitado lugares emblemáticos esa tarde, como el Coliseo o la piazza del Popolo, pero lo habíamos hecho en demasiado silencio, en un atípico mutismo, y con los retazos de la conversación en la terraza del Trastevere todavía coleando. Por si fuera poco, no había tenido ocasión de hablar con Clara, tan solo habíamos intercambiado algunos mensajes puramente informativos. Notaba una distancia existencial con ella que contrastaba con la sensación que me llevé en el teóricamente amable momento de la despedida.

Para ser la primera noche fuera de casa, ya atisbaba con cierta perspectiva que se avecinaban cambios importantes con los que hacía quince días no contaba. Iba a ser un viaje más duro de lo que esperaba y eso iba a convertir nuestra aventura en algo que alteraría nuestras vidas para siempre.

6

Un año y treinta y tres semanas antes del epílogo

ROMA ERA, SIN LUGAR A DUDAS, el destino perfecto para comenzar nuestro viaje final.

Fue la capital del Imperio romano de Occidente, el mayor y el más influyente de cuantos imperios ha visto nuestra historia. Es, con Atenas, la ciudad de mayor relevancia para entender nuestras costumbres, nuestro pensamiento y la forma que tenemos de relacionarnos.

Si a eso se le suma que Roma, a diferencia de Grecia, es la ciudad en la que se oficializa y desde la que se expande la religión cristiana por doquier, entonces, ahora sí, tenemos el cóctel completo para entender la civilización occidental en su esencia.

Con las cuatro Basílicas Mayores en una misma urbe —San Pedro del Vaticano, San Juan de Letrán, San Pablo Extramuros y Santa María la Mayor—, Roma concentra todo el poder e influencia de la religión católica y lo irradia a lo largo y ancho del mundo. Y si a todo esto le añadimos el derecho romano, entonces podemos afirmar sin ambages que Roma lo ha supuesto prácticamente todo para nuestra civilización, al menos hasta el siglo XVIII, cuando la Revolución Francesa y la Revolución Industrial configuraron el paradigma social, político y económico imperante en la actualidad.

Para mí todo este contexto suponía algo inmejorable. Que la ciudad que ha definido y moldeado el carácter de mis coetáneos me recibiera con los brazos abiertos en un momento tan crítico de mi existencia era una circunstancia que ni podía ni debía pasar por alto.

A mí, sinceramente, la filosofía siempre me había interesado más que la religión. No sé si será porque una aborda cómo afrontar la vida y la otra, cómo prepararse para la muerte, o sencillamente porque tienen más mérito y más sentido común las reflexiones razonadas de los filósofos que las creencias indemostrables de los religiosos.

Aun así, lo cierto es que ahora que se acercaba mi muerte —que todavía veía algo lejana, pero ya no podía obviar— la religión me generaba curiosidad e inquietud en su idea de mostrarnos ese destino, no como un final, sino como el tránsito hacia una vida mejor. Acaso fuera un poco el recurso fácil, ¿no? Pero por mucho que lo intentara, me resultaba cada vez más difícil hallar una respuesta que explicara el porqué de una vida truncada de forma tan repentina y prematura.

Eso no significaba necesariamente que lo fácil fuera lo mejor, pero al ser más accesible, resultaba menos problemático. Un poco como lo de la felicidad del ignorante. Dado que el ser humano aún no tiene explicaciones, ni para muchas enfermedades, ni, por supuesto, para saber qué hay después de la vida, no parece descabellado conformarse, hasta nuevo aviso, con una *mentira piadosa*. Al fin y al cabo, dado que no va a volver nadie del más allá para contradecir ni confirmar nuestras creencias, lo que uno piense a este respecto no tiene mayor consecuencia.

Me encontraba sumido en estos pensamientos, cuando me entraron de nuevo ganas de vomitar. Entre las náuseas y la diarrea me sentía un poco perjudicado y justito de fuerzas, pero me había prometido a mí mismo, ya en Madrid, que no me iba a pasar el resto de mi tiempo quejándome de cuanto me sucediera, y que aceptaría las consecuencias de mi enfermedad conforme fueran llegando. Al menos esa era mi firme intención, y también la razón por la que, de momento, había decidido no contarle nada a Rodrigo. A pesar de que la enfermedad traslucía evidentes signos en mi rostro, trataba de tener siempre la mejor predisposición y el mejor talante para que mi querido acompañante no se preocupara más de lo necesario. Aunque francamente creo que él ya lo sabía —mi cara era un poema después de vomitar— y su actitud de respeto frente a mi voluntario mutismo fue, en todo momento, irreprochable.

En general, reconozco que fueron días intensos y felices en Roma. A mí, el arte y la historia me fascinaban, y Rodri era un compañero de viaje excepcional. Por eso le había escogido a él. No ponía pegas a nada, aceptaba cualquier propuesta, se amoldaba a todos los planes y le entusiasmaba, al igual que a mí, todo lo que vivíamos. Es verdad que era tremendamente organizado —eso dio lugar a algún que otro conflicto—, pero siempre iba con una sonrisa en la cara e irrefutablemente cargado de sentido común. Además, no se podía obviar el hecho de que era médico.

Por ahora, yo no estaba tomando ningún medicamento, aunque mi talonario de recetas era una coctelería de pastillas para cuando llegara el momento. Estaba tratando de comer y beber cada poco tiempo, incluso sin ganas, para contrarrestar la deshidratación y la falta de fuerzas. Por suerte, la gastronomía italiana era una maravilla de la que disfrutábamos tanto Rodri como yo, pues siempre nos habían fascinado los placeres de la buena mesa. Puede que su paladar fuera más sofisticado y sibarita que el mío, pero ambos gozábamos enormemente tanto en los restaurantes que él había reservado con cuatro días de antelación, como de las tascas que yo veía desde la calle y me llamaban la atención.

Un día, paseando por el Monti, encontramos una *trattoria* pequeña y medio escondida, pero con muy buena pinta. Nos sentamos a una mesita y nos tomamos allí una *pasta all'astice* que nos marcó a ambos como uno de los mejores y más deliciosos platos que habíamos probado en nuestra vida. Solo por ese momento ya había merecido la pena nuestra estancia en Roma y haber emprendido el viaje definitivo. Tras haber degustado una botella de Chianti durante la cena, culminamos nuestra concentración de alcohol en la sangre con un postre acompañado de un vinito dulce fermentado con miel, al más puro estilo romano, lo cual nos soltó a ambos la lengua con un toque extra de elocuencia.

—¿Qué te está pareciendo el viaje? —le pregunté a Rodri con la intención de escuchar lo que quería oír.

—Una pasada, la verdad —contestó sincero.

—¿Te arrepientes de algo?

—Arrepentirme... no. La verdad es que pienso de vez en cuando en mi trabajo, en Clara, en mi vida en Madrid, pero no, no me arrepiento. Aún es pronto. Por ahora todo va perfecto.

—Me alegro, porque si en algún momento te arrepintieras y decidieras volver, que sepas que por mí lo puedes hacer sin ningún problema. No quiero que estés aquí a disgusto.

—¿Me ves disgustado? —me preguntó sorprendido.

—No, no, para nada. No me malinterpretes. Solo te quería decir que en el momento en que te quieras ir, lo puedes hacer sin riesgo a que me enfade —le contesté para mostrarle una vía de escape siempre abierta.

—Pero ¿me estás queriendo decir algo, o es mi impresión?

—Para nada, de verdad. Quiero que estemos así todo el viaje. Conociendo ciudades, viviendo experiencias, compartiendo una buena cena como esta y un buen vino cada noche...

—Sabes que esto no va a durar para siempre, ¿verdad?

—Lo sé, lo sé. Solo digo que todo el tiempo que dure, bienvenido sea, a lo mejor es mucho más del que nos imaginamos.

—No tienes dinero para eso, chaval —me dijo para que fuera poniendo los pies en la tierra.

—Te agradezco que hayas dicho «dinero» y no «salud», pero puede que te equivoques también en eso, amigo —le rebatí con sorna.

—¿También? ¿Crees que me equivoco en lo de la salud?

—Puede ser. Al fin y al cabo, mi enfermedad es tan atípica y está tan poco estudiada que vete tú a saber lo que me queda, o si lo que me dijeron los médicos es del todo acertado.

—¿Es mi impresión, o intentas autoconvencerte de algo que no es cierto?

—No, bueno... Qué más da. Quiero decir que, excepto la muerte, no hay nada seguro. Pero si hacemos caso a la religión, es para bien, ¿no? Para ir a un lugar mejor.

—No me jodas, ¿tú también te has hecho creyente ahora?

—No, no. Te estaba tanteando a ver qué te parecía. Como eres tan «capillita»...

—Eh... ¡¿Hola?! Yo no soy capillita.

—Bueno, perdona, que eres creyente, o al menos lo has sido en algún momento.

—Guzmán, soy médico desde hace ya bastantes años. Algo de fisiología, anatomía y patología he aprendido y comprobado con mis propios ojos. Sé cómo tratar algunas enfermedades, y otras las estudio para saberlo, pero no creo que enfermemos ni sanemos por intervención divina. Ni creo que al morirnos vayamos al cielo o al infierno en función de si nos hemos portado bien o mal en la vida. Yo creo en el conocimiento empírico y en los avances de la ciencia.

—Maravilloso. Entonces crees en lo que ves, y a mí me ves bastante bien, ¿no?

—Ya. —Su paciencia estaba llegando a un límite.

—Quiero decir, ¿tengo yo pinta de moribundo?

—No, para nada. Un poco pálido cuando vuelves de vomitar, pero eso es todo. Lo único es que también he visto tus informes.

—¿Cómo?

—Bueno, quiero decir que les he echado un ojo en el sistema de datos compartidos que tenemos entre hospitales.

—Pero ¿tú de qué vas? ¿A ti eso te parece ético?

—Pues mira, sí. Teniendo en cuenta que me pediste lo que me pediste y que estoy donde estoy, con todo lo que eso conlleva, creo que es lo justo.

—Mmm... estoy flipando —dije para ganar un poco de tiempo y poder pensar lo que debía decir a continuación—. Puede que tengas razón, no te lo discuto, pero... hombre, podrías habérmelo dicho, ¿no?

—Prefiero que seas tú quien marque los tiempos para asimilar tu enfermedad. No te enfadas, ¿verdad?

—No, hombre, no —le contesté sin tenerlo del todo claro—. ¿No ves que voy a ir al cielo y me voy a librar de ti? —rematé con esa vena irónica que tantos quebraderos de cabeza me había traído en la vida.

—Mira que eres lelo, colega. Entonces, ¿te apetece que vayamos a ver «el cielo» antes de que vayas para allá?

—No te entiendo...

—Piensa un poco, a ti que te gusta tanto la historia del arte.

—No te sigo...

—Venga, hombre, ¿cuál es la obra de arte pictórica más famosa del mundo que retrata el paraíso?

—¿Te refieres a los frescos de la Capilla Sixtina?

—Elemental, mi querido Watson.

—Pero mira que eres *pringao*. Esos frescos narran la historia del Génesis, no la del Juicio Final —le contesté entre risas.

—¡Y a mí qué me importa! —contestó picado—. ¿Quieres o no quieres ver la Capilla Sixtina?

—No te enfades, que te pones muy feo —le dije para que se le pasara el mosqueo—. Pues fíjate que esa es una visita que tengo, de momento, en cuarentena. ¿No te estaba pareciendo un poco raro que llevemos ya una semana en Roma y aún no hayamos ido a ver el Vaticano?

—Sí, claro. Pero ¿podrías explicarme a qué se debe tal «anomalía»?

—Pues... el caso es que yo tampoco lo tengo claro, que conste. Creo que me da un poco de respeto enfrentarme a la obra magna de Miguel Ángel en este preciso momento.

—Oye, pues para no ser creyente, te veo bastante supersticioso.

—Llámalo como quieras, pero el caso es que tengo mis reservas.

—Bueno, entonces ¿vamos o no? Que yo tengo muchas ganas.

—Sí, sí... vamos si quieres, pero no tengo nada claro cómo voy a digerir el hecho de contemplar, de la forma más fidedigna que ha dado la historia del arte, la ira de Dios.

—Hay que joderse...

Al llegar a la plaza de San Pedro, lo primero que encontramos fue la columnata barroca de Bernini, que nos recibió con los brazos abiertos aludiendo al simbolismo religioso del abrazo fraternal. Lo siguiente fue la fachada-pantalla de la basílica hecha por el arquitecto Maderno en un estilo híbrido entre el Renacimiento y el Barroco, que se conoce con el nombre de Manierismo. Es un despropósito en toda regla porque interrumpe la vista de la obra más valiosa del Vaticano:

La Cúpula de Miguel Ángel.

Más grande y, por ello, más compleja de rematar que la de Brunelleschi en el Duomo de Florencia, pero no tan bella como la de Pippo.

Cuando visité por primera vez el Vaticano, aun siendo un crío, pensé que este templo ejemplificaba la gran hipocresía del catolicismo (no con esas palabras, obviamente, pero sí con la misma moraleja). Nada tiene que ver el lujo y la ostentosidad con el mensaje de Jesucristo. De hecho, sigo creyendo que es, precisamente, todo lo contrario, y que si el Mesías volviera a la Tierra, se horrorizaría con tanto derroche de poderío y arramblaría con el templo como ya lo hizo con el de Jerusalén. En fin, sigo manteniendo la misma postura que tenía cuando era un ser casi pensante: «A Dios rogando y con el mazo dando».

Le trasladé todo esto a Rodri y aunque creo que, en parte, estaba bastante de acuerdo, no le hizo demasiada gracia mi reflexión.

—Mejor vamos a dejar las cosas como están en lugar de cambiar ahora dos mil años de historia, ¿vale?

Es verdad que yo también entendía esa postura e incluso podía llegar a compartirla, pero luego pensaba en los grandes avances y en las conquistas que el ser humano había logrado en materia de derechos sociales y libertades individuales, y me parecía que la única forma de evolucionar era rebelándose contra los prejuicios y las verdades inamovibles de nuestros padres. Creo que acabar con la religión —no solo con la cristiana— supondría un avance decisivo en el desarrollo del ser humano como especie. Aunque solo fuera por todo el horror y el sufrimiento que se había causado en su nombre, con eso ya valdría la pena erradicarla de una vez por todas de la historia. Pero si no era por eso, que al menos fuera porque la ciencia le va ganando terreno. Cuantas más preguntas hallaran respuesta, menos margen le quedaría al oportunismo interesado de los que saben sacar partido.

Más empirismo y menos teología.

Con estas reflexiones como preámbulo, entramos en la basílica, donde las obras de arte se sucedían unas tras otras, dejando apenas tiempo para valorarlas en su conjunto. Mientras avanzábamos por las estancias del Vaticano con el grupo de turistas admirando los frescos de Rafael (menos conocidos, pero de igual valor artístico que los de Miguel Ángel) me empecé a encontrar fatal: tan mal como solo lo sabe el que alguna vez se ha encontrado así. Primero aparecieron unos sudores fríos que me destemplaron todo el cuerpo; luego apareció un dolor de estómago bastante agudo; ahí llegó la flojera en las piernas, el mareo que me nublaba la vista y no me permitía pensar con claridad, y finalmente... Todo pasó tan rápido que ni siquiera me dio tiempo a pedir ayuda. Cuando me quise dar cuenta, estaba apoyado en un banco, con la cara más blanca que el mármol y sin poder articular palabra. Menos mal que Rodri no andaba muy lejos y, cuando vino a comentarme un detalle de *La escuela de Atenas*, se percató de mi estado y rápidamente dio la voz de alarma. Lo último que recuerdo fue derrumbarme en sus brazos, incapacitado para hablar, y mirándole fijamente a la cara mientras le escuchaba decir:

—Tranquilo, Guzmán, tranquilo. Estás bien, de verdad, estás bien. Esto es solo... ¡¡¡Ayuda, joder!!! Tranquilo, no pasa nada, todo va a salir...

Recuperé el conocimiento en otro tiempo y en otro lugar. Me encontraba tumbado boca arriba, con los brazos pegados al cuerpo, sin dolor, presión, ni fuerza. La primera visión que tuve al conseguir enfocar la imagen fueron unos frescos del paraíso en el techo. Lo veía todo borroso y recuerdo que pensé: «Esto debe ser el cielo. Ya he llegado».

Tardé unos minutos en lograr articular palabra, pero, finalmente, mi pensamiento se verbalizó lanzando una pregunta al aire:

—Estoy muerto, ¿verdad? —acerté a decir mientras Rodrigo sostenía mi mano en aquella camilla de lo que parecía un hospital.

—No, Guzmán —me dijo con entereza—. No estás muerto, pero como me vuelvas a dar un susto de estos, te juro que te mato yo. —Su mirada me transmitió una mezcla de alivio y preocupación a partes iguales.

A mí solo me salió un sincero «gracias, amigo» en un débil balbuceo, y justo antes de volver a desmayarme, me pareció ver cómo una lagrimita caía por su pálida mejilla...

7

Un año y treinta y tres semanas antes del epílogo

LLEVÁBAMOS UNA SEMANA EXACTA EN ROMA, y antes siquiera de haber visitado todos los monumentos relevantes de la capital italiana, ya asomaba la primera tiniebla de la enfermedad de Guzmán. No la esperaba ni tan pronta, ni tan grave. Si bien es cierto que, desde que habíamos llegado, Guzmán había aguantado el tirón pateando varios kilómetros cada día, no había podido deshacerse de sus recurrentes encuentros con los diferentes baños de la ciudad. Ambos sabíamos que las malformaciones intestinales que le estaba provocando la enfermedad no solo hacían que perdiera líquidos, sino también sangre. Por eso era solo cuestión de tiempo que, tal y como ocurrió en las estancias vaticanas, Guzmán no aguantara con un hematocrito tan bajo y se viniera abajo. Menos mal que yo, al espiar su historial, y asumiendo la anemia como una complicación de la enfermedad, había traído hierro para poder administrárselo en caso de necesidad. Con lo que no contaba era con los excelentes servicios médicos del Vaticano, que, en menos de una hora, le habían hecho una analítica, y tras evidenciar una importante anemia, le habían iniciado una transfusión. Aun así, los médicos personales del Papa estaban muy sorprendidos sobre cuál podía ser la causa de semejante anemia en una persona tan joven, así que no tuve más remedio que explicarles que Guzmán, mi querido amigo Guzmán, se estaba despidiendo de la vida en la Tierra de manera muy precoz, negándose a recibir cualquier tipo de tratamiento. Él había aducido que no quería sufrir, y que, dado que lo máximo que le ofrecía una eventual terapia eran unos meses más de vida con efectos adversos desconocidos, iba a dejarse llevar disfrutando al máximo.

—Rodri, ¿dónde estamos? —inquirió Guzmán totalmente desconcertado. Estaba rodeado de vías y monitorizado en una sala hospitalizada que solo distaba un muro de la Capilla Sixtina.

—¿No querías una experiencia religiosa al ver a tu querido y temido Miguel Ángel? Pues hela aquí. ¿Viste la luz al final del túnel?

—Déjate de bromas, Rodrigo, que aún estoy un poco mareado. —«¿Rodrigo?» Aquello era grave, casi nunca me llamaba por el nombre completo. En cualquier caso, no desaproveché la ocasión que mi amigo me brindaba.

—No quiero que vuelvas a esperar al último momento cuando estés mal, Guzmán. Al final vamos a tener un disgusto (antes de tiempo) y no me gustan estos espectáculos en público.

—Lo siento, Rodri, de verdad que me encontraba bien y de repente... no recuerdo nada, salvo un temblor de piernas y un sudor frío. ¿Qué te han dicho los médicos?

—Nada, que te transfunden y te dan el alta. Querían ingresarte en el Hospital del Santo Espíritu, cerca de aquí. Al final los he convencido de que yo mismo te cuidaría en el hotel. —Omití el detalle de haber entregado una copia del informe, robado, que llevaba conmigo, a los compañeros vaticanos.

Aún en el año 2022, con la nanotecnología y el metaverso, había que llevar los informes encima porque las redes sanitarias no estaban interconectadas.

—Pues menos mal, porque había reservado una sorpresa para esta noche, estoy seguro de que te va a encantar.

—Guzmán, ¿estás loco? Son las cinco de la tarde, te acabas de «pegar un síncope» por un sangrado y te están haciendo una transfusión de sangre. Hoy solo hay un plan: descansar en el hotel.

En ese momento se abrieron las puertas del muro que, de un lado, daba a la basílica de San Pedro y, de otro, a un hospital de campaña improvisado. Entraron dos cardenales, o al menos eso intuí por su vestimenta, y comenzaron a susurrar en italiano con los dos médicos que habían atendido a Guzmán tan diligentemente. El rictus de los médicos era de evidente nerviosismo, algo estaba pasando, pero ¿el qué?

—Rodri, ¿qué pasa? —preguntó Guzmán, que aún estaba aturdido y arrojaba preguntas entre ensoñaciones.

—Han entrado unos curas, han hablado con tus médicos y han vuelto a salir, no sé decirte...

Cuando aún no había acabado la última frase, la puerta se volvió a abrir. Esta vez entraron cinco personas, dos con traje negro y tres con el atuendo cardenalicio. Segundos después, apareció una figura inesperada... No daba crédito a lo que estaba viendo.

—Guz... Guzmán... ¿puedes incorporarte un poco, por favor? —Mi tono de voz debió de sonar bastante extraño porque Guzmán hizo un esfuerzo titánico para sentarse en la cama con los pies colgando hacia fuera.

Esos instantes me sirvieron para centrarme y recomponer mis ideas. Era miércoles 13 de abril de 2022, Miércoles Santo, y quien había venido a visitar a Guzmán era el mismísimo papa Francisco, al que, evidentemente, le habían contado la situación clínica y vital del que ahora mismo parecía ser el único enfermo del Vaticano.

Tras terminar la transfusión, subimos al taxi que tan amablemente nos habían solicitado desde la mismísima iglesia de San Pedro. Ya en el hotel, le pregunté a Guzmán qué quería cenar, a lo que él me respondió que un plato de pasta... De perdidos, al río. Recogí el pedido, puse la mesa y serví agua en nuestros respectivos vasos, sin hacerle ningún comentario. Es verdad que me había propuesto cuidar de Guzmán y que su situación había empeorado desde nuestro aterrizaje en Roma, pero su pronóstico no iba a cambiar por cenar un capricho. Además, él había decidido vivir su último año y no pasarlo hundido, había decidido exponerse a una aventura sin filtros y no quedarse en casa rodeado de polvo. Prefería morir disfrutando que vivir postrado en una cama de hospital. Era la pura definición de empoderamiento del paciente, aunque vivirlo desde el punto de vista de un familiar o de un amigo ocasionara un cortocircuito difícil de asumir. En todo caso, mi papel también consistía en respetarlo, y eso era lo que pensaba hacer.

—Rodri, ¿te importa si rezo? —me preguntó de repente, con el plato de pasta todavía a medio comer.

Me quedé a cuadros. Guzmán era un tipo con mucha energía vital, con ganas de conocer y de saber, con ganas de sentir y de emocionarse, pero nunca había mostrado signo alguno de espiritualidad.

—Eh... no, claro, Guzmán, lo que... necesites.

No sabía cómo reaccionar. ¿Debía quedarme con él ahí, o era mejor dejarle solo? La aparición del Pontífice en el hospital del Vaticano duró exactamente cinco minutos, el tiempo del que disponía el líder de la Iglesia católica antes de la misa del Miércoles Santo. De esos cinco minutos, y tras invitarme a que los dejara a solas con la sutileza propia de los políticos, cuatro y medio se los pasó manteniendo una conversación privada con Guzmán. Francisco me había pedido que fuera a buscar a dos de sus cardenales para que le trajeran un supuesto obsequio que él mismo quería entregar a Guzmán.

A mi regreso, y acompañado por sendos cardenales, pude ver cómo el Papa le hacía a mi amigo, ateo, la señal de la cruz en la frente y le estampaba un cariñoso beso en la coronilla. Acto seguido, y con una agilidad inesperada, Jorge Bergoglio se dirigió hacia la salida con un paso tan ligero que apenas me dio tiempo de hacerle una reverencia a modo de despedida. Al llegar hasta Guzmán, este había recuperado su color habitual (al menos el que tenía al subir al avión), pero reparé en una lágrima resbalando hacia su barbilla.

—Supongo que no te atreves a preguntarme qué ha cambiado. —De repente sentí que una nueva dimensión se abría entre nosotros, me envolvió un escalofrío. Guzmán había tomado la iniciativa, quería contarme algo para lo que yo dudaba estar preparado.

—Más bien, me gustaría saber si tu encuentro con el Papa ha tenido algo que ver. —Sonaba ridículo, estaba en un atolladero mental, quería profundizar en la conversación, pero en realidad no quería.

—Eso no te lo voy a contar y espero que lo entiendas. Sin embargo, y aunque nunca hemos hablado de esto, yo creo que la existencia no es meramente terrenal. Aunque ya sabes que yo no confío en las casualidades, sí creo en el orden del universo y sé que el hombre es un ser espiritual. No entiendo la vida y la muerte por separado, y hoy, justo cuando ya no sabía si estaba en una o en la otra, me he encontrado con mis pensamientos más trascendentales. Por supuesto, ni me he convertido, ni lo voy a hacer, no soy tan tibio, pero sí me arrepiento de no haber dedicado más tiempo a explorarme espiritualmente. Rodri, me queda como mucho un año de vida, y a partir de hoy quiero tener un rato al día para mí. En Roma será en una iglesia, y allá donde vayamos, cuando lo planifiquemos, será en un sitio que me dé paz. Hoy estás a un vuelo de dos horas de casa, y entiendo que puedas interpretar este cambio como un engaño, pero si he decidido ser libre, quiero serlo sin mentirte y de la manera más transparente posible. He ocultado mis miedos toda la vida, solo he sido capaz de vanagloriarme de los momentos de felicidad, me he dejado llevar por la trampa de las redes sociales, en las que solo se muestra el día en el que sonríes, lo pasas bien, comes genial o viajas al fin del mundo. En el tiempo que me queda, si es que el diagnóstico es correcto, voy a intentar dejar de fingir. Seguro que me costará y que sufriré, pero también estoy seguro de que me vas a ayudar.

¡Oh, Dios mío! Era la conversación, bueno, mejor dicho, el monólogo, de mayor intensidad que me había dedicado Guzmán en más de veinte años. Era evidente que el papa Francisco había ayudado a aflorar esa espiritualidad que yo desconocía y que, hasta ese momento, Guzmán también.

—Acepto el reto, querido amigo —fue lo único que acerté a decir mientras nos fundíamos en un abrazo.

Ahora el que tenía dudas de todo era yo. Guzmán había demostrado clarividencia al desnudar sus debilidades, y yo no podía mantenerme impertérrito; debía ser capaz de adherirme a su nueva propuesta de viaje espiritual.

Esa noche abrimos un vino, que nos supo a gloria a pesar de haberlo escogido sin ninguna emoción, y nos metimos en la cama tras tomar una pastilla cada uno para dormir. Eran demasiadas emociones, y había que descansar para el jueves que aguardaba. Tras una semana de viaje, ya sabíamos que Roma había marcado un hito que no íbamos a superar, al menos en el campo de lo espiritual. Solo llevábamos una ciudad, un país y un continente. Apenas estábamos en la primera etapa, teníamos mucho trabajo juntos por delante para que él se fuera en paz y yo pudiera despedirme sin poder reprocharme nada. Ensimismado en este pensamiento y acunado por la benzodiacepina, me estaba quedando dormido cuando mi móvil se iluminó.

Era Clara.

No había pensado en ella en todo ese caótico día. Ni siquiera se me había ocurrido coger el móvil para contarle lo surrealista de nuestra escena vaticana.

—¿Sí?

Nada más pronunciar aquel «sí» me di cuenta de que la echaba de menos. Había sido un egoísta, y ella, que con su empatía habitual incluso me había animado a irme cuando le conté la verdad, no lo merecía. No me había parado ni una sola vez, en las semanas en las que Guzmán estuvo en casa, a intentar entender en profundidad qué le estaba pasando por la cabeza. Me había ido sin querer saber su opinión, me conformé con su beneplácito, que era lo único que quería oír. Sin negociar. Había apostado por una vía unilateral de consecuencias impredecibles.

Y ahora que habían pasado un par de semanas desde aquella huida, me empezaba a dar cuenta de que quien tanto tiempo había dormido al otro lado de la cama era, probablemente, la persona que yo quería que lo hiciera siempre. La quería y mucho, pero...

—¿Hola? ¿Clara? —insistí al no recibir respuesta.

—¿Rodrigo? —Una voz grave al otro lado de la línea me puso en alerta, como si un león estuviera a punto de atacarme. Noté las palpitaciones y cómo se dilataban mis pupilas en la oscuridad. Eran las doce menos cuarto de la noche y quien llamaba no era Clara.

—Soy yo, ¿qué le ha pasado a Clara? —Sentí miedo de repente. Esto no era una película, esa llamada solo podía ser algo malo.

—Me ha pedido que te llame para decirte que no quiere volver a verte, se ha llevado todas sus cosas del piso y le ha dejado las llaves al portero.

La llamada se cortó súbitamente, pero con mucha deliberación. Mi interlocutor había entregado el mensaje y no necesitaba confirmación de que me había llegado.

Sentí un calambre en el estómago, seguido de una sensación súbita de vacío y soledad. Clara ni siquiera había sido capaz de llamarme personalmente para dejarme, para informarme de que nuestra relación, que en mi cabeza era estable y no presentaba mayores fisuras, se había acabado, probablemente como consecuencia del viaje innegociable en el que estaba inmerso.

Era la puntilla para el día más intenso de mi vida. Me levanté en silencio, me abrí una cerveza y contemplé la noche romana desde la ventana de un hotel a más de dos mil kilómetros de casa mientras lloraba de miedo, de tristeza y de desilusión.

A menos de diez metros, el protagonista de todo este desbarajuste roncaba una noche más, pero también una noche menos.

8

Un año y treinta y dos semanas antes del epílogo

NECESITÁBAMOS SALIR DE ROMA. Yo lo necesitaba y me temo que Rodri también. Cambiar de aires, movernos, sentir que el mundo seguía dando vueltas, que la vida continuaba. Nuevos retos, nuevas aventuras, nuevas conversaciones en nuevos lugares. Era como una huida hacia delante, sí. Probablemente, y no hay por qué negarlo, pero... ¿y qué si lo era? No hacíamos daño a nadie.

Quizá el daño ya estaba hecho cuando decidimos irnos. Tal vez mi familia, y también Clara, se sintieran dolidos, incomprendidos y ninguneados por nuestro egoísmo radical. En realidad, egoísmo el mío, lo de Rodri era un acto desinteresado de solidaridad, amistad o lealtad... verdaderamente irreprochable. Puede que, en el fondo, aunque no lo verbalizara, también le apeteciera desconectar o desaparecer por un tiempo, pero desde luego no era su objetivo principal en esta aventura. Él me acompañaba en mi locura, y puede que el problema fuera que yo no había sopesado bien las consecuencias de la misma. No me imaginaba que Clara pudiera dejar a Rodri, al menos, no tan pronto. Pero lo cierto era que había sucedido. Mi amigo lo estaba pasando mal y ahora tocaba un cambio de roles necesario. Por unos días, yo dejaría de ser el cuidado para ser el cuidador. En eso también consiste la amistad, ¿no?

Yo estaba tan en deuda con Rodri, que lo mínimo que podía hacer era acompañarle emocionalmente en este trance que le había tocado vivir por mi culpa. Aproveché el viaje en tren desde Roma hasta Lucca para abordar el asunto. Con el paisaje de la Toscana de fondo, la comodidad de viajar a una velocidad constante, sin apenas ruido y en un medio de locomoción tan agradable, tradicional, próspero y ecológico, se daban las circunstancias idóneas para tratar de animar a mi amigo y ayudarle a ver el lado bueno de las cosas.

Empecé con un simple «¿cómo estás?», y ese «bien, bueno, ya sabes» me dio pie para continuar profundizando en su estado de ánimo, escuchando atentamente sus reflexiones, sus dudas e inquietudes. Y recuerdo que me sorprendió —este chico nunca deja de hacerlo— la toma de conciencia tan racional y lúcida que mostraba, en contraposición al choque emocional que había sufrido. Lo que me contó en esas tres horas de trayecto en tren, entre las regiones de Lazio y la Toscana, fue el resultado de unas meditaciones bastante maduras y coherentes sobre todo lo que le estaba pasando por la cabeza en ese preciso momento de su vida. Me llamó especialmente la atención observar cómo él solo iba discerniendo en voz alta el estado de la cuestión (yo tan solo hacía alguna que otra pregunta o apunte a lo que me contaba). Cómo había logrado despejar lo puramente sentimental de la ecuación dejando paso a la razón y a un sentido más práctico. El Rodri al que estaba escuchando y admirando mostraba su lado más existencial y positivista, y eso hacía que me enorgulleciera de poder llamarme su amigo.

Lucca nos ayudó a los dos. Creo honestamente que sobre todo a él. Pasear por sus murallas, deambular sin rumbo por sus calles y callejuelas cargadas de un poso humanista propio del Renacimiento. Parar a tomar un Aperol, o un Espresso, o un Martini Fiero en cualquier terraza de cualquier plaza soleada y contemplar la belleza del entorno que nos abrumaba. Así era menos complicado recuperarse de un mal del corazón. Lucca estaba actuando como un bálsamo para Rodri, que siguió desarrollando su teoría sobre el amor. Rectifico. Su teoría sobre el desamor. De hecho, en una de las múltiples charlas que mantuvimos, nos dimos cuenta de que las mejores canciones que se han escrito en la historia de la música no tienen tanto que ver con el amor, sino con el desamor.

Y así, de una forma... casi diría que natural, Rodri fue superando y asimilando admirablemente lo que le había pasado. Para mí supuso toda una lección de vida cuando, para cerrar definitivamente el capítulo amoroso, me dijo:

—Mira, Guzmán, yo he sido muy feliz con Clara, lo hemos pasado fenomenal juntos, hemos hecho infinidad de planes, hemos vivido cientos de experiencias inolvidables, y creo que puedo hablar por los dos si afirmo que han sido unos años maravillosos en los que hemos disfrutado de la relación, sin preocuparnos por ver adónde nos llevaría. Bueno, pues con eso me quedo, con todo lo bueno que hemos compartido. Y de lo malo... pues ¿qué quieres que te diga? Que ya ni me acuerdo. La vida da muchas vueltas, y vete tú a saber lo que vendrá mañana, yo no me arrepiento de nada de lo que hecho y lo volvería a hacer exactamente igual. No te niego que ahora mismo estoy sufriendo, y que preferiría que nada de esto hubiera sucedido, pero trato de mirar al futuro con optimismo y esperanza.

«Qué afortunado —pensé yo, en relación con eso de "la vida da muchas vueltas"—. Claro, como tú no tienes un *deadline* en el horizonte».

Aun así, tenía toda la razón del mundo cuando decía eso de «vete tú a saber lo que vendrá mañana». A lo largo de nuestro viaje, mi mente volvió de manera recurrente a ese momento y a esa frase en el corazón de la Toscana.

Nos subimos a otro tren regional que, tras dos transbordos y un par de horas, nos dejó en la bella e inigualable Siena. La idea era muy similar a la que seguimos en Lucca, perdernos por la ciudad. Queríamos ver la *piazza* del Campo, donde se disputa la carrera ecuestre más importante del mundo, después del Derby de Epsom, obviamente, y disfrutar de la que, para mí, es la fuente más significativa del Renacimiento italiano: la Fonte Gaia, diseñada y construida por Jacopo della Quercia.

Disfrutar del orden, la proporción y la elegancia del humanismo hecho arte era pura emoción, y nos encontrábamos en el lugar idóneo para ello. La historia, la tradición y el legado nos sirvieron a ambos para enraizarnos con nuestra cultura. Tomar conciencia del pasado reciente de nuestra civilización —en este caso, *el Cinquecento*— permite entender nuestro presente y tratar de predecir el futuro de las generaciones posteriores. Todo esto suponía algo paradójico para nosotros, ya que estábamos, o al menos yo, en una fase de la vida absolutamente hedonista, de *carpe diem*, en la que nuestras proyecciones futuras no superaban el par de días.

Es curioso, porque, en esta incesante montaña rusa de sentimientos encontrados en la que estábamos, podría haberme puesto triste, melancólico o incluso eufórico o catastrofista, pero la realidad fue que mis sentimientos se volvieron irascibles. Y lo cierto es que no fui capaz de averiguar el porqué. Menos mal que Rodri, en otro alarde de comprensión y generosidad, se dio cuenta, y al ver el calibre y la desproporción de mis reacciones ante cualquier situación, me hizo una propuesta:

—Oye, estaba pensando, ¿qué te parece si nos damos un día libre?

Y así fue como, en el segundo día que pasamos en Siena, cada uno se levantó a su hora y por su lado, e hizo su vida sin saber del otro, hasta la noche.

—Obviamente, si pasa algo, me llamas —me dijo Rodri, en un arrebato de preocupación.

—Ya, ya, pero vamos, que si no pasa nada, cada uno a su bola —le contesté yo con ese tono de mala gana que me salía tan a menudo últimamente, y que no tenía intención alguna de cambiar.

—Eso es, querido —zanjó Rodri—, quizá nos ayude a dar valor a lo que tenemos.

—Perfecto.

La verdad es que yo no tenía ningún plan pensado para ese día, salvo llamar a mi familia. De momento, solo había mandado mensajes meramente informativos sobre mi ubicación y alguna que otra foto. Y aunque tenía unas cuantas llamadas perdidas de mis padres y mis hermanos, no había contestado a ninguna de ellas, por pereza, por llegar en un momento inadecuado o por no querer afrontar la realidad. El caso es que no lo había hecho, y ahora que estaba solo y tenía tiempo suficiente, me decidí a llamar.

Maldita fuera la hora... ¡Qué desastre! ¿Quién me mandaba a mí ponerme a llamar a nadie estando de tan mala hostia? Las conversaciones fueron, como no podía ser de otra manera, un verdadero desastre. Discutí con todos. Entre que estaban preocupados por mí —y eso que aún no sabían lo peor— y que me recriminaban mi incomprensible decisión de dejarlo todo y dar vueltas por el mundo junto a mi amigo, las llamadas fueron un completo despropósito. Acabé casi mandándolos a todos a la mierda, rechazando su ayuda y acusándolos de falta de comprensión. Ahora no solo estaba de mal humor, sino que además me sentía injustamente incomprendido.

Hasta que no llegó la noche y volví a ver a Rodri, no me di cuenta de lo tristes que podrían ser mis últimos días si me muriera próximamente, habiéndose producido la última conversación con mi familia en esos términos. Con mi amigo pude abrirme.

—No puedo seguir así —le dije abatido.

—¿Así cómo? —quiso ahondar Rodri en mi dolor.

—¡Joder, pues así! ¡Cabreado como una mona todo el día!

—Y ¿crees que este comportamiento te puede servir para algo?

—Pues no lo sé, la verdad. No soy capaz de controlar mis cambios de humor. Lo único positivo es que me he dado cuenta de cómo me siento.

—Bueno, mira, por lo menos ha servido para algo el día de hoy —respondió con pragmatismo.

—Sí, supongo que tienes razón... como siempre. Por cierto, ¿tú qué tal?

—Bien, pero me he aburrido un poco, la verdad, prefiero que estemos juntos en esto.

—Yo también, colega. Perdóname por este carácter de mierda que se me pone a veces...

—No hay nada que perdonar.

—Solo espero que este bache pase pronto y volver a disfrutar como nos propusimos al salir de Madrid.

—Seguro que sí, Guzmán. Tómate el tiempo que necesites para estar bien y no te preocupes demasiado por nada. Tienes derecho a estar cabreado con el mundo.

—Sí, supongo... pero no quiero perjudicarte. ¿Amigos? —le solté, tendiéndole sinceramente la mano.

—Hasta el final —contestó, aceptando mis disculpas.

Y así sellamos la paz en nuestra breve, pero intensa, estancia en Siena. Una vorágine de sentimientos donde la ira y el mal humor no pudieron con nuestra inquebrantable y reforzada amistad.

Nos quedaba un destino espectacular para despedirnos de la Toscana y, probablemente, de Italia; la ciudad termal de Montecatini. Una oda a la buena vida, a los placeres mundanos, a la paz, al sosiego y a la tranquilidad. Nos alojamos en un hotel balneario con piscinas al aire libre que hacían las delicias de locales y visitantes. Allí pernoctaban extranjeros de lo más exótico y variopinto, como recién salidos de *The White Lotus*, con su copita de lambrusco, contemplando el ir y venir de los bañistas tras el vaho de las cálidas y salinas piscinas.

Tumbados en las hamacas del hotel, cada uno con su libro, quise indagar sobre algo que me carcomía por dentro.

—Estaba yo pensando...

—Malo.

—Muy gracioso. Estaba yo pensando que, en el fondo, no sé si tú me entiendes o no.

—¿Cómo? —preguntó levantando la vista del libro.

—Quiero decir, si entiendes la decisión que he tomado y que esté haciendo lo que estoy haciendo aquí, contigo.

—Vamos a ver —dijo para ganar algo de tiempo—. Si tu pregunta es si entiendo tu huida hacia delante como... un final de ensueño. Sí, te entiendo.

—Ya, pero ¿tú hubieras hecho lo mismo en mi situación?

Me miró fijamente antes de contestar. Calibraba con su mente analítica las dos opciones que tenía: la conveniencia de una mentira piadosa o la problemática de la honestidad brutal.

—No —respondió, al fin, tajante—. Muy probablemente hubiera tomado otras decisiones. Piensa que mi situación en Madrid era distinta a la tuya, por lo que mis prioridades también lo hubieran sido.

—Claro, claro. Lo comprendo —dije de forma evasiva.

—Dicho esto, y viendo todo lo que nos está ocurriendo en este viaje...

—Vete tú a saber, ¿no? —Necesitaba cambiar de tercio para no seguir ahondando en lo que opinaba Rodri.

—Justo. Lo importante, creo yo, es que cada uno esté satisfecho con lo que está haciendo.

—Exacto. Yo, por ahora, lo estoy. ¿Y tú?

—También. En mi balanza siguen pesando más los pros que los contras.

—Me alegra escucharlo. De verdad. Por cierto, ¿qué te parece si buscamos un nuevo destino?

—¡Venga! Vamos a ver... —Se dio un tiempo para reflexionar y acabó diciendo—: ¿Qué te parece, por ejemplo, si vamos a Buenos Aires? —me lanzó como si no lo tuviera pensado.

—¿Tan lejos? —respondí a su pregunta con otra pregunta.

—Sí, no sé... ¿No te parece que tiene sentido después de haber conocido al papa Francisco en persona? Así nuestro viaje seguirá el itinerario que dibujen las circunstancias.

—Hombre, pues visto así, tiene bastante sentido, sí...

La verdad es que no habíamos vuelto a hablar de ese tema, pero el hecho de estar al borde de la muerte y conocer al Papa ese mismo día, era, cuando menos, algo curioso.

—Pues no se hable más —dije para zanjar la propuesta de mi amigo.

Esa misma noche, durante la cena, sacamos los billetes a Buenos Aires. De este modo, abandonamos Italia para hacer el mismo viaje que muchos emigrantes habían realizado siglos atrás y que, en gran medida, habían configurado tanto el comportamiento como las costumbres, el lenguaje corporal y los apellidos de buena parte de los argentinos. Cuando le pregunté a Rodri qué Argentina pensaba encontrarse, me sorprendió que me contestara tajantemente como si ya lo tuviera preparado:

—Un eco de lo que fue.

Yo no entendí muy bien por qué lo decía, pero, *a priori*, no estaba muy de acuerdo. En mi imaginario lucían con gran esplendor la Casa Rosada, la avenida 9 de Julio, aquellos pétreos y mayestáticos edificios oficiales, y esa naturaleza desbordante, diversa y abrumadora que configuraba un país inabarcable. Lo que nos deparaba Buenos Aires no solo resultó concordar con la predicción de Rodri, sino que nos animó a meditar y a debatir sobre el manoseado asunto del dinero y el poder. El dinero como medio de vida, como motor del mundo, como dios de nuestro tiempo, como eje del capitalismo, como agente diferenciador entre la felicidad y la tristeza, la riqueza y la pobreza o incluso el bien y el mal. Ese repetido hasta la saciedad «tanto tienes, tanto vales».

El «Poderoso Caballero» y sus consecuencias nos esperaban como telón de fondo en una Argentina que nos recibía con los brazos abiertos y con alguna que otra aventura digna de narrar.

IRA

La cólera no nos permite saber lo que
hacemos, y menos aún lo que decimos.

ARTHUR SCHOPENHAUER

9

Un año y veintiocho semanas antes del epílogo

NO HABÍAMOS DECIDIDO EL TIEMPO que íbamos a estar en Buenos Aires. Como ambos conocíamos la ciudad, sabíamos lo que queríamos ver, pero eso no nos llevaría más de un día. La capital porteña era más para vivirla que para visitarla, y teníamos claro que la propia aventura nos mostraría el camino a seguir.

—¿Qué tal has dormido, Guzmán? —le pregunté.

Desde que habíamos empezado el viaje, nuestros despertares, siempre en la misma habitación y a veces incluso en la misma cama (la eficiencia del espacio hace que muchos alojamientos opten por usar solo camas de matrimonio), se habían convertido en un ritual de silencio y reflexión que cada uno utilizaba a su manera. Ya hablábamos demasiado durante todo el día como para hacerlo nada más abrir los ojos.

—Algo mejor, hoy no he tenido pesadillas, aunque me cuesta conciliar el sueño cuando me despierto en mitad de la noche.

Tras unos días en la ciudad y, después de un vibrante partido en La Bombonera, Guzmán había empezado a tener terrores nocturnos. Una noche incluso se levantó y se asomó a la ventana, lo cual me generó mucha inquietud. Por eso empecé a dejar trampas sonoras por la habitación para enterarme de si se levantaba inconscientemente. Como siempre que algo me preocupaba, mi sueño se había convertido en una vigilia superficial, así que me sentía muy cansado a lo largo del día, situación que intentaba disimular para no hacer sentir peor a mi amigo enfermo.

—¿Sigues sin querer que compremos alguna cosa en la farmacia que te ayude a descansar mejor?

—No, Rodri, ya te he dicho que no voy a tomar nada más que lo estrictamente necesario.

Guzmán mostraba evidentes signos de falta de sueño, y a eso se sumaba una extraña irascibilidad desde el mismo momento en que aterrizamos en Buenos Aires.

Arrancamos el día desde nuestro apartamento que estaba situado muy cerca del obelisco de la avenida 9 de Julio. Cuánto tiempo llevaba la selección de fútbol sin celebrar una victoria por esas calles. Esa decadencia futbolística —espiritual— guardaba una similitud espantosa con la decadencia económica y política del país. No habían pasado veinte años desde el famoso corralito financiero y el peso argentino se había devaluado hasta valer 150 veces menos. Sin embargo, en las calles bonaerenses se respiraba el mismo ambiente que yo recordaba de mi último viaje por aquella gran capital.

De camino a un sitio donde tomar un café matutino, Guzmán estaba de mejor humor que en los días anteriores.

Para el almuerzo habíamos quedado con unos chicos —Leo, Diego y Brenda— a los que conocimos en el partido de fútbol entre Racing y Boca Juniors. Congeniamos a la perfección con ellos, y nos invitaron muy amablemente a comer un asado en un conocido bufet de la ciudad.

Esto supuso una ruptura con la rutina de nuestro viaje. Aunque hasta entonces cada día planeábamos lo que íbamos a hacer al siguiente, decidimos tomarnos nuestra estancia en Buenos Aires como un retiro mental en el que diluir nuestras obligaciones, tanto para con el otro como para con el propio itinerario.

—Tengo muchas ganas de ver a Diego, Leo y Brenda —soltó de repente Guzmán. Mi amigo, que solía ser bastante torpe con las relaciones sociales, me sorprendió con su espontaneidad acerca de nuestros nuevos amigos de viaje. Por un momento, me dio la impresión de necesitar un poco de aire entre nosotros.

—A mí, si te soy sincero, me da un poco de pereza —discrepé.

Con el paso del tiempo me había ido convirtiendo en un ermitaño de las nuevas relaciones. Me gustaba cuidar de las antiguas, claro, porque eran una parte muy importante de mi vida, pero hacer nuevas me costaba cada vez más. Además, sentía cierto miedo por tener que compartir el poco tiempo que me quedaba con Guzmán con unos desconocidos.

—Si quieres, puedes quedarte en el apartamento, no hace falta que vayamos juntos a todos los lados —dijo Guzmán, empezando a subir el tono.

—Eh, bueno, yo no he dicho eso, tampoco te pongas así, pensé que podía opinar sobre las cosas.

Cada día se tensaba más nuestra relación. Notaba que mi amigo empezaba a ser intolerante casi con cada uno de mis movimientos. No sé qué le pasaba, pero preferí dejarlo pasar, porque sabía que si me enzarzaba con él en ese momento, podíamos acabar cada uno en una punta de la ciudad.

Después de un desayuno compuesto por un café con leche y alfajores —no podíamos dejar pasar la oportunidad de degustarlos—, nos dirigimos al barrio de Recoleta. La noche anterior, antes de dormir, y como venía siendo costumbre en este viaje, habíamos diseñado la ruta para el día siguiente. En los dos días previos, con mucha calma, habíamos paseado por el barrio de La Boca, disfrutado de la plaza de Mayo y los exteriores de la Casa Rosada, y nos acercamos incluso al Teatro Colón para ver si, por azar, conseguíamos unas entradas para algún espectáculo de tango.

Antes de recorrer el barrio de Palermo de la mano de nuestros amigos futboleros, aunque no tanto (ni futboleros ni amigos, o al menos eso pensaba yo), nos habíamos reservado la mañana de ese cuarto día para visitar todo el barrio norte, así que tomamos un taxi y en diez minutos nos dejó en el Cementerio de la Recoleta. La reacción de Guzmán al entrar me generaba cierta intriga. Por primera vez desde nuestra partida, le vería enfrentarse al rito de la muerte.

Después de dejarnos llevar entre algunas tumbas y mausoleos, llegamos al punto neurálgico del cementerio: la tumba de Eva Perón. Amada por muchos y odiada por algunos, «Evita» fue una figura clave de la que no solo se escribieron crónicas, sino que hasta se hicieron canciones para resaltar su intenso trabajo social y su idiosincrasia feminista. Tras su fallecimiento en los años cincuenta, Argentina se encaminó a una crisis económica y política de la que aún hoy intenta levantar cabeza.

—¿A qué hora hemos quedado con nuestros nuevos amigos, Guzmán? —pregunté para romper el silencio que arrastrábamos desde hacía rato.

—En una hora aproximadamente, pero tenemos que llegar a Palermo, y serán unos quince minutos en taxi. O si no, podemos ir caminando.

Me sorprendió que mi amigo quisiera retomar la buena costumbre de caminar. Desde nuestra llegada a Roma, pero sobre todo desde el evento vaticano, apenas nos movíamos en otro medio que no fuera un taxi.

—Acepto caminar, así ahorramos un poco —bromeé.

—Ni que fueras tú el que se está desplumando —me contestó Guzmán, mostrando esa cara amable que tanto echaba de menos.

—No vayas a dejar solo deudas en tu herencia, ¿eh? —Me estaba empezando a apetecer esa conversación—. ¿No crees que llevamos un tren de vida demasiado alto?

—Bueno, creo que hemos tenido la suerte de tener una vida cómoda, con nuestros trabajos bien asalariados. Tampoco creo que nos hayamos dado tantos lujos.

—¿Acaso no es un lujo poder disfrutar de un año sabático a tu costa? Encima, dos personas...

—Yo creo que el dinero es un problema cuando no lo tienes, no cuando lo usas para lo que consideras. Evidentemente, el dinero no puede ser un fin, pero sí es nuestro medio para este viaje, como lo ha sido para nuestra vida. ¿Podríamos haber vivido mejor? No lo creo. ¿Podríamos haber tenido más dinero? Seguro que sí. ¿Podría haberte pedido que pagaras parte del coste? Sí, podría haberlo hecho, pero eso lo hubiera condicionado todo. Recuerda que tu hipoteca sigue descontando dinero de tu cuenta, y ahora mismo no trabajas. Yo quería que te sintieras libre al tomar la decisión de venir, y el dinero es la perfecta e indeseada peor atadura. Además, yo ya no necesito ahorrar más. Mi tiempo se acaba y eso me cabrea, claro, pero si hay algo que me ayuda a olvidarme un poco de todo eso es estar compartiendo mis días contigo.

Mientras escuchaba a Guzmán, intentando contener las lágrimas—, empecé a oír algunas gotas de lluvia repiqueteando contra las hojas de los árboles, que a su vez vertían agua sobre las decoradas lápidas. Esa llovizna, lejos de impedirnos acabar la conversación, nos envolvió en una atmósfera de irrealidad.

—Guzmán, ¿cuál crees que es el punto óptimo de riqueza que uno tiene que perseguir en la vida?

—Bueno, Rodri, creo que eso ha quedado bastante claro: aquel que pueda permitirte tener una vida digna.

—Pero ¿no tiene más sentido que sea la vida la que se adapte a las necesidades económicas? Es decir, adaptar las necesidades al dinero que uno haya sido capaz de amasar. Parece que cuando uno es rico, el dinero no tenga importancia. Pero el análisis cuantitativo es demasiado superficial. ¿No estaríamos más cerca de la felicidad si nos contentáramos con apreciar lo que vivimos en un equilibrio con aquello de lo que disponemos?

Guzmán se detuvo unos instantes para reflexionar sobre mi pregunta. Yo sabía que él era una persona muy generosa, pero hablar sobre independencia económica desde nuestra posición resultaba demasiado fácil.

—No lo sé, Rodri, no tengo la respuesta. Supongo que sí, que la felicidad es la meta que cada uno se marque. Claro que no tiene que ver con el dinero que se tenga en el banco, pero, por otro lado, si no lo tienes, y nunca puedes hacer cosas que te satisfagan, adaptarse a las circunstancias es más difícil y, por tanto, es más probable sentirse frustrado.

Guzmán me miró de soslayo, como preguntando si lo que decía era lo que yo esperaba.

—Desde mi punto de vista, el sistema económico actual está basado en el valor fijo de las cosas, lo que para mí es erróneo. Creo, Guzmán, que someternos a las normas económicas impuestas, y sobre todo acatarlas, nos obliga a renunciar a la realidad de las cosas; en este caso, no debemos renunciar al valor real, esto es, el que emana de la necesidad, y no el económico. El valor en cambio por encima del valor en uso como verdad absoluta. Si yo me muero de sed ahora mismo, y tú te mueres de hambre, pero cada uno tiene lo que el otro ansía, ¿por qué ibas tú a pagarme a mí por la comida más que yo a ti por la bebida? ¿Quién decide qué vale más, si lo que debe priorizarse es la necesidad?

—¿De qué necesidades me hablas, Rodri? No quiero sonar fanfarrón, pero ¿qué hemos necesitado nosotros?

—Precisamente por eso, Guzmán, porque nosotros tenemos nuestras necesidades cubiertas, y hemos perdido de vista la valoración objetiva de las cosas para guiarnos por el valor económico. Tenemos que valorar nuestra situación de estabilidad total. ¿Acaso no podríamos tener cualquier cosa que necesitemos ahora mismo?

Aquella charla había hecho que se nos pasara la hora, así que como el cielo aguantaba sin jarrear, aprovechamos para caminar al encuentro con Leo, Diego y Brenda en Palermo. Nos habían citado en un restaurante local al que llegamos con un mínimo retraso. Nada más abrir la puerta del establecimiento, nos encontramos con la deslumbrante sonrisa de Brenda, que, atisbando nuestra llegada a través de la vitrina del restaurante, se había acercado para recibirnos. La comida fue muy entretenida, pero empecé a notar cómo las miradas de Brenda y Guzmán se cruzaban a menudo. No estaba seguro de que me estuviera gustando esa situación, aunque, por otro lado, bien podía ser una ilusión por culpa de los litros de cerveza que corrían por la mesa. Estuvimos comiendo más de dos horas y, al salir, nos fuimos a descansar de nuevo a nuestro alojamiento.

—Guzmán, ¿pasa algo con Brenda?

No estaba dispuesto a dejar pasar ni un minuto para comprobar si era mi imaginación la que estaba creando falsos lazos entre mi amigo y la muchacha argentina.

—Eh, ¿a qué te refieres?

Mala respuesta, mala señal.

—Os habéis pasado la comida entera con miraditas.

Estaba siendo demasiado incisivo, pero quería saber qué pasaba, nos iba el viaje en ello.

—¡¡Tú también lo has visto!!

Guzmán sonreía como un quinceañero, y yo no daba crédito a su manera de confirmar mis sospechas.

Nos pasamos toda la tarde hablando de Brenda. O, más bien, fue Guzmán el que se la pasó hablando de ella. Revisamos sus redes sociales, recordamos información que nos había contado y llegamos a la conclusión, para nuestra desgracia, de que estaba soltera. En cualquier caso, habíamos quedado con ellos esa noche o la siguiente para tomar una copa en alguna discoteca, y seguro que ahí Guzmán podría comprobar el estado civil de Brenda. Para bien o para mal, nos quedaban tan solo un par de días en Buenos Aires, por lo que supuse que era imposible que aquello fuera a más en tan poco tiempo. Aunque no habíamos pensado en el siguiente destino ni teníamos billetes para salir de la capital, esa misma mañana habíamos acordado avanzar pronto en nuestro viaje.

—Guzmán, ¿qué haces todo el rato con el maldito móvil? ¿Me quieres escuchar?

—Sí, sí, Rodri, si te estoy escuchando, ¿qué me decías? —me respondió sin molestarse en ocultar que tenía abierta una conversación de WhatsApp con Brenda.

Solo con ver la cara de adolescente enamorado de mi amigo, me bastó para empezar a cuestionar seriamente la posibilidad de acabar este viaje juntos. El muy egoísta era capaz de haberme arrastrado hasta allí para, a la primera de cambio, relegarme a la categoría de segundo plato.

Desde luego, Guzmán se había salido del camino marcado, y yo no iba a permitir que aquello ocurriera sin más. Si era necesario, incluso le contaría a Brenda la verdad: que a Guzmán no le quedaban más que unos meses de vida.

10

Un año y veintisiete semanas antes del epílogo

FUE RECONFORTANTE PARA AMBOS, y por distintos motivos, encontrarnos una vez más en la capital de la República Argentina. Ese país con el que no solo compartíamos una lengua y unas costumbres que nos hermanaban, sino también unas raíces culturales que nos unían desde hace siglos.

La verdad es que no tenía ni idea de cuál hubiera sido mi opinión sobre España en caso de haber nacido argentino, pero tenía muy claro que mi opinión sobre Argentina, siendo español, era la de un país amigo, querido, respetado y con una deuda histórica pendiente de pago.

Hasta la fecha, Buenos Aires nos había aportado ese cambio de ritmo que veníamos demandando desde nuestra última semana en Italia. Además, nuestra rutina se había visto alterada con la entrada en escena de tres misteriosos amigos argentinos: Brenda, Diego y Leo, que estaban aportando matices a nuestro viaje que hasta la fecha nos eran del todo desconocidos.

Por un lado, tener la oportunidad de conocer y visitar un país de la mano de gente nativa es mucho más enriquecedor, y permite profundizar en esa cultura a la que los turistas no logramos nunca acceder por mucho empeño que pongamos. Por otro lado, suponía romper con el esquema binario que manteníamos Rodri y yo desde que iniciamos nuestro periplo, al disponer tan solo de dos opiniones en todas las conversaciones. Nos venía de maravilla contar con nuevas voces para no encasillarnos en nuestros prejuicios y dejarnos influir por ideas, visiones, valores, principios y formas de entender la vida totalmente distintas de las que traíamos nosotros de casa.

Reconozco que desde el primer momento, ya en La Bombonera, fueron Leo y Diego los que más afinidad tuvieron con Rodri y, en cambio, tanto Bren —así la llamaban sus amigos— como yo encontramos una complicidad que nos ayudó a congeniar rápidamente. La verdad es que, ya desde pequeño, y tanto en el colegio como en la facultad, he sido proclive a tener mejores amigas que amigos. Y aquí surge el problema, aunque suene muy heterobásico, y es que parece que, en el fondo, es difícil mantener este tipo de amistades durante largos períodos, ya que, de forma casi inevitable, alguno de los dos, o los dos, acaba confundiendo los sentimientos afectivos con los que se inició la amistad.

Brenda no era una mina especialmente guapa, pero tampoco era fea. No era una de esas personas que te entran por los ojos nada más conocerlas y de las que te quedas prendado para siempre.¿Y? Era una tía interesante, introvertida, con una filosofía de vida cautivadora, consecuente, alegre y mordaz en su crítica. Tenía un sentido del humor agudo e inteligente que me iba engatusando a medida que nos conocíamos. Todo eso estaba muy bien, me gustaba, pero fueron sin duda esa sonrisa traviesa, esa mirada profunda y ese gesto retador tan peculiar los que acabaron por alelarme de la manera más infantil.

—¡Espabila, que pareces bobo, hijo! —me decía Rodri, a la vez que me daba un capón cada vez que me quedaba obnubilado mirando a Bren.

Hacía mucho tiempo que no sentía algo parecido, y tampoco tenía claro lo que estaba sintiendo. De hecho, quise darles unos días a mis emociones para ver si se aclaraban antes de comentarlas con mi amigo y que me diera su opinión al respecto. Rodri no era tonto, él sabía que desde hacía unos días me estaba pillando de Brenda, y aunque alguna que otra pullita me había soltado, no habíamos abordado el tema de frente. Obviamente, el amor no era en ningún caso un sentimiento que entrara en la ecuación de la fórmula que yo tenía en mente para mi último año de vida.

En realidad, me parecía una ironía del destino. La lógica me decía clara y rotundamente:

«¡NO! No lo hagas, no en este momento, ni en estas circunstancias. Olvídate de todo esto y sigue el camino trazado. Imposible».

Pero como bien sabe el que se ha enamorado alguna vez en su vida, el corazón entiende de razones que la razón no entiende.

A Rodri le fue imposible ocultar ese sentimiento, tan humano, de sentirse desplazado, dolido y quizá un poco decepcionado con... llamémoslo los «daños colaterales» de mis fluctuaciones sentimentales.

Yo estaba en mi nube, hasta las cejas de oxitocina, con ganas de hacer cualquier locura y con disponibilidad para dejarme llevar al fin del mundo con tal de seguir siendo irracionalmente feliz y en estado de embriaguez. Lamentaba mucho no haber estado más pendiente de los sentimientos y de las necesidades de mi amigo y fiel compañero de viaje, pero en mi cabeza no había espacio para nada que no empezara por «Bren» y acabara por «da».

Creo que fue por todo eso por lo que perdí inevitablemente el norte. En una de esas noches, al salir de una abarrotada fiesta porteña, compartiendo mate en la acera de una bocacalle desierta, le pregunté a Brenda, directamente y con la clara intención de tantearla:

—Oye, ¿tú adónde te irías si quisieras vivir el mayor quilombo de tu vida?

A lo que, sin pensarlo un instante, me contestó:

—A Bariloche, obvio.

Y yo, como un Miura que entra ciego al capote, aproveché esa puerta abierta que me ofrecía el destino para tirarme de lleno.

—¿Vamos?

—¿Qué? Nooooo.

—Va, ¡dale! ¿Tienes algo mejor que hacer?

—No, pero... es precipitado.

—¿Y?

—No sé, el resto del grupo, por ejemplo.

—Yo me encargo de eso. Lo importante es si tú quieres ir, a los demás los convenzo yo.

—No sé qué decir, la verdad, me apetece, pero... —Tras unos minutos de silencio que a mí se me hicieron eternos acabó diciendo—: Venga, va, dale.

—Pues prepara la maleta, que nos vamos mañana mismo.

Ciertamente, todo era así en ese momento. Si Bren quería algo, yo no paraba hasta conseguirlo. Si Bren decía «Bariloche» (en realidad no era ella la que quería ir, sino yo), pues a Bariloche que nos íbamos todos al día siguiente, con Rodri, Leo y Diego, en primera clase, a un hotel de cinco estrellas, con siete piscinas, menús degustación y todos los gastos superfluos imaginables. El dinero que me estaba dejando en este capricho era indecente. Es cierto que lo tenía y que lo quería gastar antes de morirme, pero no dejaba de ser una obscenidad. El problema era que no estaba siendo muy consciente de todo esto. Solo podía pensar en el aquí y el ahora, de forma casi patológica, y sin reparar en gastos.

No fue hasta algunas semanas después que mis compañeros me lo hicieron ver. Pero hasta entonces todo eran risas, divertimentos, emociones, sentimientos a flor de piel y pura fantasía. La vida era nuestra, y al menos yo me la pensaba beber entera de un solo trago.

Rodri, en cambio, no mostraba la misma predisposición. Cierto es que él disfrutaba del viaje, de las visitas, de las suculentas comidas, de las comodidades del hotel, de las fiestas en las discotecas y de todo ese jolgorio que parecía no tener fin en Argentina. Pero yo creo que en el fondo él preferiría estar invirtiendo nuestro tiempo y mis recursos de una forma digamos... más provechosa.

En ese momento Brenda y yo seguíamos siendo, simple y llanamente, amigos. Aún no nos habíamos dado ni un solo beso. No habíamos hablado de sentimientos, ni dábamos pie a que sucediera nada que pudiera estropear nuestra bonita relación. Y, paradójicamente, son esos momentos previos a que ocurra algo especial, con sus miedos, su incertidumbre y su misterio, los que lo hacen aún más memorable cuando se consuma. Así llegó el día en que lo inevitable no se pudo eludir ni posponer por más tiempo.

Era una noche espectacular de Bariloche; estábamos en la terraza de una discoteca a la que la música no llegaba más que como un murmullo de fondo, y en torno a las cinco de la madrugada, con un par de fernets de más, y apoyada en la barandilla, me miró fijamente y me dijo:

—Es increíble, pero nunca había conocido a nadie que, teniéndolo tan claro y tan fácil, no lo hubiera intentado ya.

No fui capaz de responder.

Tenía razón.

Había tenido más de una decena de oportunidades para quitarme la coraza, besarla de una vez por todas, poner mis sentimientos al desnudo y dejarme llevar por esa locura que ambos llevábamos semanas postergando y que llaman amor.

—Bueno, tengo mis razones, no te creas...

No le había hablado de nada relacionado con mi enfermedad, ni había permitido a Rodri que lo hiciera, a pesar de sus consejos y advertencias premonitorias.

—¿No te gusto, es eso? —me dijo ella visiblemente dolida.

—Claro que me gustas —respondí súbitamente—; de hecho, creo que nadie en mi vida me ha gustado tanto como me gustas tú ahora mismo.

—¿Entonces? —preguntó en un tono cada vez más impaciente y mostrando su incomprensión.

—Entonces... nada —concluí yo, dejándome llevar por algo superior a mis fuerzas y que no podía controlar.

Le di el beso más ansiado, sentido y lleno de esperanza que había dado en mi vida. Le entregué mi corazón en bandeja para que lo hiciera trizas, si lo creía conveniente. Me tiré al abismo, aun sabiendo perfectamente las consecuencias que conllevaría.

«¡Qué horror tan agradable!», pensé más tarde, a solas en mi cuarto.

No me quedaba ni un año de vida y me había enamorado perdidamente, y por última vez.

Por decoro y respeto, no contaré lo que pasó aquella noche; tan solo diré que fue apoteósica. Si tuviera que citar los cuatro o cinco momentos con los que me quedo de todo el viaje, sin duda alguna, uno de ellos sería esa primera noche con Bren.

Nos teníamos tantas ganas y nos queríamos querer tan efusivamente, que la complicidad hizo el resto. Nos dejamos llevar, y pasó lo que tenía que pasar.

A partir de ese momento, la inevitable toma de contacto con la realidad consistió en ir poniendo los pies poco a poco en el lodazal, hasta acabar tocando fondo. Tanto Rodri, apoyado por Leo y Diego, como Bren me hicieron ver que ese tren de vida que llevábamos, sin freno ni paracaídas, no era sostenible, y ni siquiera era correcto. Además, y probablemente fuera lo más importante, ese derroche de lujo nos alejaba por completo de la verdadera cara del maravilloso país en el que nos encontrábamos.

Estábamos viviendo una mentira.

—Y bien, ¿qué me proponéis? —les dije medio enfadado, medio dispuesto a comprobar que lo tenían ya todo organizado.

Su plan era alquilar una furgoneta, comprar víveres, un par de tiendas de campaña, e irnos de mochileros desde Bariloche hasta Esperanza (el pueblecito natal de Brenda, en la provincia de Santa Fe). Es decir, realizar un viaje de 1.780 kilómetros, por unas carreteras infernales, pero pasando por unos parajes de una belleza inenarrable. La aventura estaba garantizada, y los costes del viaje serían ridículos en comparación con los de los últimos días.

A mí, la verdad, es que no me hacía ninguna gracia cambiar una situación inmejorable, pero Rodri parecía ilusionado como hacía tiempo que no le veía, y además... me lo estaba pidiendo Bren.

A ella le hacía ilusión que yo conociera el pueblo que la vio nacer y en el que vivió hasta sus dieciocho años, y para mí, cualquier cosa que me hubiera pedido en ese momento habría sido un imperativo.

Así que accedí.

Lo hice apenas sin refunfuñar —raro en mí— y en un par de días lo dejamos todo arreglado para emprender la aventura. Alquilamos una furgoneta camperizada, compramos sacos de dormir, colchones inflables, un camping-gas, comida y bebida para un par de semanas y dos tiendas de campaña maravillosas. Dado que Brenda y yo ya habíamos oficializado nuestra relación ante las risas del resto del grupo, que se mofaba de lo mucho que había tardado yo en dar el paso, quedaba claro que nosotros pernoctaríamos en una de las tiendas, y en la otra, un poco más grande, dormirían los tres chicos.

Valorándolo con la perspectiva que da el tiempo, creo que esas tiendas de campaña encarnaron la esencia de la felicidad. Ese viaje por los indómitos paisajes argentinos fue una lección de humildad que me devolvió la ilusión por vivir, a pesar de todo.

No teníamos un plan de viaje marcado. Allí donde nos apetecía, parábamos, comíamos, paseábamos, nos bañábamos en algún río o algún embalse. Durante esos días, el tiempo no existió para nosotros. Y eso, para mí, fue un regalo del cielo. Pude de veras olvidarme por un momento de la maldita espada de Damocles sobre mi cabeza, de ese irremediable final que me esperaba a la vuelta de la esquina.

Esas semanas fueron una bendita cura de ingenuidad y ataraxia a partes iguales.

Rodri trataba de hacerme entender que, en algún momento, quizá en Esperanza, debía hablar con Brenda y contarle la verdad. Hasta ahora le había ocultado lo más importante, o al menos lo más determinante, de mi vida. Y eso no era ni sensato por mi parte, ni justo para con ella. Yo trataba de postergarlo todo lo posible, no quería afrontar la realidad. Ahora no. Con lo bien que estábamos... Una semanita más, por favor... solo una más.

Y así seguí, hasta que llegamos a Esperanza. Allí, Bren, más entusiasmada que nunca, nos enseñó su pueblo, su casa, su colegio, la plaza mayor, la iglesia, el banco donde se sentaba a comer pipas de pequeña con sus amigas y, ya de adolescente, a tomar mate y charlar despreocupadamente hasta el amanecer.

Desnudó cómo era su vida en un pueblo perdido de la provincia de Santa Fe.

Creo que esos días fueron para mí los más entrañables de todo nuestro viaje por Argentina. Era un privilegio poder descubrir de primera mano ese enorme e incomprensible país en el que la diversidad y la desigualdad eran tan gigantescas como la amabilidad y la calidez de sus gentes.

Conocimos a gran parte de la numerosa familia de Bren, y tanto Rodri como yo logramos sentirnos como en casa tras más de tres meses fuera de España.

Fue una bonita sensación a la que volví mentalmente en repetidas ocasiones y, dado que ya no disponía de tiempo para olvidarla, la guardé para siempre en el fondo de mi corazón.

11

Un año y veintiséis semanas para el epílogo

POR MÁS QUE INTENTABA DISIMULARLO, Guzmán me sacaba de quicio. Sus cambios de humor habían ido a menos desde que Brenda y él habían pasado a tener una relación, si es que se puede llamar así, pero su inconsciencia al permitirse enamorarse era profundamente egoísta.

—Guzmán, llevamos más de tres semanas en Argentina, ¿no crees que deberíamos empezar a pensar en cambiar de aires? —le dije cuando por fin tuvimos un rato a solas. Nuestros amigos argentinos habían propuesto cocinar esa noche en Esperanza, y habían ido a hacer la compra.

—¿Acaso tenemos prisa? —me respondió con un tono que denotaba que aquello no le había hecho ni pizca de gracia.

—No, no tenemos, pero sí teníamos un plan trazado, y aunque no era inamovible, me da la sensación de que nos hemos estancado. ¿Qué tienes en mente?

—Bueno, en realidad no tengo nada en mente, desde que decidimos hacernos mochileros estoy disfrutando mucho. Además, bueno, eh... ya sabes, Brenda y yo...

—¡Brenda y tú NADA, Guzmán! ¡Nada! Es una farsa de relación. Me estoy empezando a cansar de tus tonterías.

—Mira, Rodrigo, no te voy a consentir que pretendas tirar por la borda lo mío con Brenda. Llevo ya días notando tu enfado, pero yo no tengo la culpa de que tu relación con Clara se haya ido a la mierda y ahora no puedas aguantar que sea yo el que está con alguien.

—Pero ¿tú eres imbécil o qué te pasa? —le dije mientras me levantaba bruscamente de mi silla, tumbándola al suelo.

Mi serenidad había llegado a su fin. Salí a la calle con lo puesto, pero no notaba el frío. Estaba cabreadísimo, ¿qué se había creído Guzmán?

Como estábamos en medio de la nada, me puse a andar sin rumbo, intentando relajarme.

Caminé más o menos dos horas. Era consciente de que Guzmán tendría que dar explicaciones a nuestros amigos sobre mi paradero, pero me daba igual. Volvería cuando sintiera que podía hacerlo sin montar un espectáculo.

Me había ido con él, con sus condiciones, dejando todo y a todo el mundo. ¿Era esta su manera de agradecérmelo? Vale, de acuerdo, no había problema, en cuanto me tranquilizara, sacaría unos billetes de vuelta a Madrid. Fin de la aventura. «Que se quede con Brenda para siempre», me decía.

Poco a poco, el sol y su calor fueron desapareciendo. El frío norteño empezaba a calar en mis huesos y sentí que mis emociones se apaciguaban.

—Guzmán, quiero hablar contigo —le dije tras entrar en la casa y después de que todos me saludaran con cara de sorpresa.

—Pues ahora no puedo, Rodri, estamos cenando.

—Sin problema, me subo a la habitación. Cuando estés listo, ya sabes dónde estoy. Iré haciendo la maleta. Creo que me largo.

Noté el incomodísimo silencio en el que los dejé mientras subía las destartaladas escaleras de madera. Segundos después de entrar en mi habitación, frustrado, indignado y triste, Guzmán pidió permiso para entrar.

—¡¿Qué?! —le grité.

—Eso digo yo, Rodri, ¿qué pasa? —me respondió con un tono calmado, pero confiado.

—¿Te parece normal lo que estás haciendo? Estás chalado. Pero eso me da igual, lo que no consiento es ser el segundo plato de nadie.

—No creo que ese sea el caso, la verdad.

—¿Puedes empatizar un poco? Si es que entiendes lo que eso significa, claro.

—Rodri, ya está bien. Tranquilízate. No eres segundo plato de nada. ¿Te apetece bajar a cenar?

—No, ya te he dicho que me voy a marchar a casa. Se acabó el juego.

—Por favor, Rodrigo, no seas ridículo. ¿Por qué quieres echarlo todo a perder?

—¡Porque no soporto la actitud que tienes! ¡Pareces un crío! ¿Enamorado ahora? Guzmán, te estás muriendo, ¿no te das cuenta?

—Sí, Rodri, gracias por recordármelo. Y tú crees que eso me impide disfrutar de la vida, ¿no?

—Bueno, lo que deberías ser es un poco realista. ¿Qué planes tienes con Brenda?

—Me gustaría que siguiera el viaje con nosotros, ¿tanto problema es? Ya sabes que yo me hago cargo de los gastos.

Maldito dinero, siempre de por medio. ¿Se creía Guzmán que el hecho de pagarlo todo le daba derecho a trazar el itinerario y elegir a nuestros acompañantes? No era el plan.

—Y yo, ¿qué?

—Tú nada, Rodrigo. Tú y yo juntos, también. Como siempre. No me lo pongas tan difícil, ya sabes que te necesito. ¿Tanto te molesta Brenda?

—No me molesta. Vale, pues si tan importante es, que venga, por mi parte no hay problema —mentí—, siempre y cuando le cuentes sobre tu situación vital —dije, buscando una autocrítica que no llegaba.

—¿Por qué debería hacer eso?

—Guzmán, creo que es evidente. Sabes de sobra que tarde o temprano acabarás teniendo síntomas, y no puedes engañar a alguien para que crea en un futuro a largo plazo cuando la realidad te obliga a vivir al día. No puedes seguir ocultándole tu enfermedad a... ¿cómo decirlo?, ¿tu novia?

Justo en ese momento apareció Brenda por detrás de Guzmán, y a la vez que le daba un beso, y sin preguntar nada, nos pidió encarecidamente que bajáramos porque la cena se estaba enfriando y era una pena desperdiciarla. Guzmán asintió, ensimismado. Nunca le había visto así, ni siquiera en sus dos cortas relaciones previas. Acepté de mala gana bajar con ellos.

Después de cenar, cuando casi eran las once de la noche y todos estaban rematando un exquisito vino de Mendoza que nuestros amigos habían comprado para la ocasión, tuve una sensación de desconcierto. Súbitamente, y sin venir a cuento, pensé en los padres de Guzmán. Me sentí cómplice de que no fueran conscientes de la situación terminal de su hijo. Quizá precipitadamente, pero también movido por la empatía hacia ellos, tomé una decisión que no dejaría indiferente a mi amigo y que esperaba que le hiciera reflexionar.

—¿Sí? ¿Rodrigo, eres tú? —Pepi, la madre de Guzmán, que me conocía desde hacía años, descolgó el teléfono con cierta ansiedad.

—Hola, Pepi, ¿cómo estáis?

—Bien, hijo, bien. ¿Vosotros? ¿Pasa algo? Hace más de dos semanas que no sé nada de Guzmán.

Así que el tío no solo me había desplazado a mí por Brenda, también había dejado de comunicarse con su familia.

—No, y sí. ¿Estás con Alfredo?

—Sí, claro, está aquí viendo el fútbol.

—Pon el altavoz, tengo algo que contaros y mejor que sea a la vez.

—Rodri, ¿cómo estás?

La voz de Alfredo sonó a lo lejos con un tono algo reticente.

—Bien, Alfredo. Sé que no debería, pero me parece inmoral no contaros algo de Guzmán. El verdadero motivo de nuestra aventura. Antes de hacerlo, tenéis que prometerme que nunca vais a desvelar que he sido yo el que os ha dado esta información. —Me temblaba la voz, sabía que me estaba jugando acabar con nuestra amistad.

—Rodri —dijo Alfredo con mucha serenidad—, sabemos de sobra lo que le pasa a nuestro hijo.

Durante los siguientes 45 minutos, los padres de Guzmán me relataron, punto por punto, cómo habían encajado la noticia de su año sabático. Tras la noche en que Guzmán les anunció su partida, y ante la inverosimilitud de sus explicaciones, Pepi, como madre que conoce al dedillo a su hijo, se puso a indagar junto a Alfredo sobre la verdad detrás de esa huida hacia delante. Sabían que el tiempo se les echaba encima, pues apenas quedaban unos días para que se marchara, así que no se les ocurrió nada mejor que seguirle allá adonde fuera con la máxima discreción. Al tercer día, lo vieron entrar en el hospital, rumbo a las consultas externas. Pepi había trabajado como secretaria de dirección en un centro de salud de la zona hacía ya más de seis años, por lo que mantenía ciertos contactos en el sector sanitario. Telefoneó a su amiga Tere, una de las enfermeras del centro, y le contó que algo raro estaba pasando con Guzmán, porque había dado un paso que rompía los esquemas de todos y que, conociéndole, seguro que escondía una razón de peso. Indecisa ante una petición tan irregular, Tere decidió finalmente ayudar a su excompañera de trabajo a regañadientes, asegurándole que hablaría con algunos conocidos del hospital. «Pero no prometo nada.»

Dos días después, Tere puso a Pepi en contacto con Federico, el jefe de admisión del Hospital Universitario Felipe VI de Madrid al que Guzmán había estado acudiendo a hurtadillas. Tras numerosas gestiones, Pepi y Alfredo lograron reunirse con el médico responsable del expediente de su hijo, quien, saltándose toda ética, como hice yo en su momento, les contó la situación terminal de Guzmán y su negativa a tratarse.

—Hablemos con él, tiene que tratarse —le rogó Pepi a Alfredo, desesperada.

Pepi había entrado en un bucle de angustia del que no sabía salir. Nadie que la conociera había visto a esta mujer tan dulce y amable en semejante estado de abatimiento.

—Pepi, ya sabemos lo que le pasa, y él no ha querido contarlo. Está en su derecho, no debemos presionarle. Solo podemos quedarnos a la espera y estar a su disposición para lo que necesite.

A pesar de su aparente determinación, Alfredo se debatía entre su papel de padre y el de marido.

¿Qué debían hacer?

Al final decidieron dejarle marchar. Intentaron mostrarse más cercanos en los días previos al viaje, con la esperanza de que Guzmán soltara prenda, pero se mantuvo en silencio.

—¿Lo sabíais y no habéis dicho nada? —No me podía creer lo que me estaban contando con una tranquilidad pasmosa. Parecían haber interiorizado aquella situación como si no fuera con ellos.

Seguimos hablando y llegamos a la conclusión de que Guzmán, sumido en una enfermedad de duración incierta, necesitaba irse en paz con sus padres. Así que trazamos un plan para una visita sorpresa.

Durante los días que siguieron, todos disfrutamos de la Argentina más desconocida. Aunque Guzmán y yo seguíamos distanciados, y eso me apenaba, Leo y Diego me estaban dando la vida. Decidimos hacer una última parada en Iguazú. Guzmán no conocía las cataratas y le pareció un escenario idílico para continuar su romance. Nuestra relación era tan inexistente que hasta hacíamos planes por separado. Aunque la experiencia del viaje me estaba resultando increíble, sentía la necesidad de retomar las riendas, y si no lo conseguía, estaba incluso dispuesto a marcharme en cuanto llegaran sus padres. No estaba nada a gusto en esta situación y, para colmo, Guzmán seguía haciéndose cargo de todos los gastos, como si yo fuera un mantenido. Estuvimos cuatro días viendo las cataratas, cruzamos incluso la frontera brasileña para disfrutar de las excelentes vistas del parque desde el extremo norte. La primera noche de esta última parada, cuando ya se acercaba el momento de regresar a Buenos Aires, Guzmán y yo tuvimos oportunidad de charlar de nuevo.

—Rodri, ¿tanto te molesta verme feliz?

Contra todo pronóstico, Guzmán tomó la iniciativa sacando las garras, como venía siendo habitual en nuestro periplo latinoamericano. La transformación de mi amigo me resultaba inexplicable. En el tránsito de Roma a Buenos Aires parecía haber abandonado todo filtro, y ahora se mostraba cada vez más incisivo.

—No, Guzmán, no se trata de eso, me preocupa tu desconexión con la realidad. No sé adónde quieres llegar y no sé por dónde quieres que sigamos —le respondí lo más conciliador que pude, pues temía un desenlace prematuro de nuestra aventura.

—¿Desconexión? ¿Por qué eres tan egoísta? No sabía que necesitaras atención las veinticuatro horas del día. Te estás pegando un viaje de lujo y el «paganini», que soy yo, ni siquiera te pide rendir cuentas. —De nuevo, me sacaba de mis casillas.

—¿Te estás oyendo? ¿Tengo que recordarte por qué estamos aquí? ¿O que yo lo he dejado todo por estar aquí contigo? Por cierto, el dinero te lo puedes meter por donde te quepa. Te agradezco mucho que me hayas invitado a este viaje —ironicé—, tener un médico cerca no viene del todo mal, ¿verdad?

—No soportas que haya conocido a alguien y tú no, ¿verdad, Rodrigo?

—Si te estás refiriendo a Brenda, quédate con tu trofeo. Pero también piensa que ella: pasado mañana volverá a su vida bonaerense, con su trabajo, con su familia y sus actividades, y tú tendrás que enfrentarte, de nuevo, a tu situación vital.

Estábamos perdiendo el control. Yo había cruzado algunas líneas rojas, y ya bordeaba el «sincericidio» total.

—Pues empieza a hacerte a la idea de que igual me quedo con ella, hasta el final. A solas.

No pude responder nada más. Sentía una impotencia descomunal. La situación era insostenible. Sabíamos que iba a ser difícil, así que no costaba reconocer la derrota. Lo habíamos intentado. Al día siguiente volvería a Buenos Aires, y unos días después me reincorporaría a mi trabajo en Madrid. Tenía que empezar a gestionar mi vuelta, que parecía irreversible.

Los tres días siguientes fueron sin duda los peores del viaje. Me debatía entre intentar reconducir la relación con Guzmán o mantenerme en mi obstinación egoísta de llevar vidas paralelas. Era cabezota, lo reconozco, pero no podía evitar estar molesto por su actitud, mostrándose incapaz de sentir empatía hacia nada que no fuera él mismo.

Decidí dejar fluir el tiempo y apoyarme en Leo y en Diego mientras veía desde la distancia cómo Guzmán se desenvolvía en esta nueva situación, intentando disimular lo mejor posible nuestra ruptura frente a nuestros amigos. Las visitas turísticas aliviaron la tensión, e incluso noté que él estaba un poco más distante de Brenda, al parecer más dispuesto a pasar más tiempo con «los chicos». A medida que fueron pasando los días en el territorio de las tres fronteras (Brasil-Argentina-Paraguay), empezamos a sentir los nervios de la despedida.

La última noche decidimos salir a tomar unas cervezas y llegamos a la habitación sobre las dos de la madrugada. Entramos sigilosos para no despertar al resto del hotel y decidí darme una larga ducha caliente que me ayudara a relajarme para dormir. Al salir, ya con el pijama puesto, vi a Leo y a Diego, sentados en sus respectivas camas, observándome con gravedad. Les devolví la mirada extrañado, a la vez que Leo tomaba la iniciativa:

—Rodri, tenemos algo que contarte... Brenda ha decidido marcharse esta noche. Ya debe de estar volando a Buenos Aires, sola.

—¿Y Guzmán? —pregunté sobresaltado.

Corrí instintivamente hacia su habitación.

Solo podía haber pasado una cosa.

12

Un año y veinticinco semanas antes del epílogo

CUANDO RODRI ENTRÓ EN MI HABITACIÓN, vi el miedo reflejado en su rostro. Yo, que estaba destrozado por dentro, que estaba vacío de tanto llorar y no encontraba ya razones para seguir viviendo, estaba postrado en la cama, inerte. Fue en ese momento cuando pensé que no me merecía un amigo así, y que la amistad verdadera, la nuestra, estaba definitivamente por encima de todo lo demás.

En ese momento ya no tuve duda de que Rodri era el clavo ardiendo al que me agarraría hasta el final.

Tres días antes

Lo mío con Bren no podía ir mejor. Seguíamos constantemente abrazados el uno al otro, literal y metafóricamente. Disfrutando de esos pocos instantes que te ofrece la vida y que son como fuegos artificiales, y en los que solo se es capaz de pensar incondicionalmente en la persona amada. Yo me pasaba la mayor parte del día pegado a mi novia y cuando no lo estaba, me sorprendía hablando de ella con Rodri, Diego o Leo. Incluso a solas, no dejaba de pensar en ella; en todo lo que estábamos viviendo juntos y el bien que nos hacíamos el uno al otro... pero obviando cualquier proyección de futuro. Y tal vez fue ese el error fatal. Me negué en redondo a pensar en lo que podría pasar cuando habláramos del mañana. Y no lo supe ver. No lo quise ver. A diferencia de Bren, que aun estando igual de enamorada que yo, sí que podía (y, de hecho, era lógico que lo hiciera) idear planes para el porvenir.

Ahí estuve yo ciego, ciego de amor, y fui egoísta, egoísta de muerte. Si pudiera cambiar el pasado... ese viaje, esos amigos, esas conversaciones íntimas, ese dejar rienda suelta a los sentimientos, esos momentos mágicos de ternura, esa complicidad, esa última palabra salida de sus labios...

—Guzmán, estaba yo pensando... —empezó Brenda como quien no quiere la cosa, mientras dábamos un paseo por el parque de la ciudad.

—Sorpréndeme —dije haciéndome el gracioso, sin saber la que se me venía encima.

—No, pará un momento y escuchame, por favor —me replicó muy seria.

—Sí, sí. Perdona. No sabía que fuera importante.

—En realidad no es importante... Bueno, un poco sí. Verás, es que me gustaría decirte que he estado pensando en lo nuestro, y tenía una idea que me gustaría comentarte, para saber qué te parece.

—Ah, bueno, dime, dime...

Ahí fue cuando empecé a darme cuenta de que se iba a poner todo patas arriba.

—Mirá, si no querés, me decís que no y punto. Pero dejame al menos que te lo cuente, y luego decidís —se apresuró a decir al ver mi cara de «mejor lo dejamos para otro momento, que ahora no me viene bien»—. El caso es que yo quiero que termines el viaje que estás haciendo con Rodri, quiero que sigas tu camino hasta el final y luego... Bueno, de eso quería hablarte.

—Adelante —la animé.

—Me gustaría, si te apetece, regresar a España contigo —mi cara en ese momento era un poema—, que me enseñes tu ciudad, me presentes a tu familia, a tus amigos, conocer tu casa y... a lo mejor podemos probar a convivir un tiempo y ver cómo nos va, ¿no? Si te parece bien, claro. No quiero presionarte.

—Joder...

Me había quedado totalmente en blanco y solo me salió ese taco para salir del paso, alargando inútilmente la agonía. De hecho, lo que me apetecía en ese momento era echar a correr hacia ninguna parte, huir, desaparecer, volatilizarme. En cualquier caso, no afrontar la realidad, no hacerme daño y, sobre todo, no hacerle daño a ella, por nada del mundo. Pero ya era tarde para eso.

—No querés, ¿es eso? ¿Te parece precipitado? Pensabas que lo nuestro era una historia más, con otra mina, en un verano cualquiera, ¿cierto?

—No, no, no, no, no. Por Dios, no quiero que pienses eso bajo ningún concepto. De hecho... —a ver qué se me ocurría ahora para no complicar aún más las cosas—, no habría nada en el mundo que me hiciera más ilusión que te vinieras a vivir conmigo a Madrid.

Perfecto, lo compliqué aún más.

—Pero... ¡venga! ¡Di algo concreto, boludo!

—Tienes razón, tengo que decirte algo muy importante que aún no te he dicho, el problema es que no sé ni por dónde empezar.

Y así fue como se lo conté todo. Le dije que este era mi último viaje, que estaba de despedida, que jamás volvería a Madrid y que, en el mejor de los casos, me quedaban no más de seis meses de vida. Para rematar este ataque de sinceridad, le dije que el mejor recuerdo que me iba a llevar al otro mundo tenía nombre propio: «Brenda».

Uno nunca sabe cuándo está hablando de más. Al menos a mí me pasaba eso constantemente, y no podía remediarlo.

Como era de esperar, se puso a llorar, primero en silencio y luego fue pasando por todas las fases del duelo en las que yo llevaba inmerso desde que me diagnosticaron la enfermedad, pero ella las condensó todas en tan solo una media hora en las que me abrazó, me dijo que me quería; me pegó, me dijo que era egoísta; me besó, me dijo que era injusto, que esto que me estaba pasando no podía ser verdad; me gritó, me dijo algo así como «puta mierda de vida»; se maldijo, «para una vez que creo que por fin puedo ser feliz»; se derrumbó, «yo con todo esto no puedo, de verdad que no, no lo voy a superar nunca»; y finalmente se marchó. Me dijo que necesitaba estar sola, que necesitaba pensar, aclarar sus ideas y que le diera tiempo para tomar una decisión.

Yo me quedé absolutamente noqueado. No es que no me pudiera creer todo lo que me estaba pasando; de hecho, era previsible que sucediera. Lo que no acababa de entender es cómo había permitido que la situación llegara hasta ese punto. Cómo se me había podido ir tanto de las manos, cómo pude ser tan cretino...

Francamente, no sé si estaba siendo demasiado duro conmigo mismo, al fin y al cabo, para lo que me estaba pasando nadie te prepara en la vida y... joder, ¡qué mala suerte! Irme a enamorar ahora de una persona tan buena, tan cariñosa, con la que tan bien me entendía, que se merecía a alguien que la quisiera más tiempo que yo. Todo esto era una desgracia. Una ironía del destino.

Tenía miles de preguntas bombardeándome la cabeza:

¿Era mala suerte o me lo había buscado?

¿Acaso yo me merecía morir tan joven?

¿Era justo que me enamorara en este preciso instante, cuando no me quedaba ni un año de vida?

¿Estaba escrito en mi destino sufrir de esta manera?

Mi dolor, vale, lo asumo, pero el de Bren... El de Brenda no, por favor, eso sí que no, es injusto. Ella no había hecho nada, no se merecía nada de todo esto. Y ahí tuve un momento de debilidad, de arrepentimiento, de arrebato, de valentía irresponsable, de irme a buscarla, cogerle la mano y abrazarla, y decirle mirándola fijamente a los ojos: «Tenías razón, lo hacemos. Olvídate de todo lo que te he dicho. Nos vamos tú y yo a Madrid mañana mismo. Hasta que el destino quiera. Vamos a ser felices el tiempo que nos quede sin pensar en nada más».

Salí corriendo calle abajo y cuando llegué al semáforo, paré en seco y me dije: «¿No te das cuenta de que eso es alargar la pena y ahondar en la agonía?».

No, no y no. No podía hacerle eso a Bren. No más dolor, por favor. Lo único que podía hacer era lo que me había pedido.

Esperar.

Dejarle su espacio y aceptar la decisión que tomara, fuera la que fuera. A mí tan solo me quedaba respetar su voluntad y tratar de ahorrarle todo el sufrimiento posible.

Aun con todo lo que me rondaba la cabeza, en ningún momento pensé que fuera a abandonarme. Eso era demasiado para mí. Era tan doloroso, que mi mente no era capaz de asimilarlo. Y, para mi desgracia, estuve dos días sin verla, sin saber nada de ella. Cada uno hacía su vida, pero no se lo contamos a nadie. Nuestros amigos pensaban que todo iba bien, como siempre, y no queríamos decir nada hasta que Brenda hubiera decantado la balanza.

Y su decisión llegó al fin. Y lo hizo por carta. Así me enteré de cuál sería mi futuro sentimental, a partir de entonces y hasta el final de mi vida. No podría haber sido de una forma más fría, aséptica, inhumana, descorazonadora, a la par que elegante, cariñosa, sincera, desgarradora, abrumadora, realista, dolorosa, efectiva y, tristemente, definitiva. Pero, por lo general, uno no tiene la oportunidad de elegir cómo le gustaría que fueran las cosas.

Querido Guzmán:

No sé bien cómo comenzar esta carta. La más surrealista y a la vez la más dolorosa de mi vida. No podés entender cómo me siento en estos momentos. Supongo que de una forma más o menos parecida a cómo te sentís vos, pero con el añadido de la pérdida por no saber estar a la altura. Te confieso que nunca fui valiente. Jamás supe lo que quería en la vida. Ya de pequeña me costaba elegir, aunque fuera la decisión más nimia, y ahora tengo que tomar la más difícil de mi vida.

Lo siento mucho, Guzmán. No quiero verte sufrir, ni quiero que sufras por mi culpa, no quiero que te quede un mal recuerdo de mí. Pero tengo que ser egoísta, Guzmán, como lo has sido vos conmigo.

Quiero aclarar que todo esto que te escribo, aunque no me creas, lo hago sin rencor, sin maldad, sin desearte más que alegría y felicidad en lo que te queda de vida. Para mí va a ser casi imposible de superar, pero para intentarlo necesito alejarme.

Necesito irme, Guzmán.

Necesito empezar a olvidar desde ya. Antes de que sea demasiado tarde. Necesito que el tiempo corra, que el mundo siga girando para poder acordarme de todo lo que un día vivimos con el amor y el cariño que se merece, pero también con la melancolía de algo maravilloso que, aunque sepa que no volverá, sabré que hicimos bien, que fue todo lo que pudo ser. Y que tuvimos la enorme fortuna de conocernos. Que la vida nos otorgó ese regalo y que lo supimos aprovechar. Necesito tener la esperanza de que algún día podré recordar todo esto sin ponerme a llorar. Necesito creer que puedo volver a ser feliz después de vos. No sé si me estoy explicando bien, si me entenderás, o si lograrás comprender algún día lo que trato de decirte. Es muy difícil para ambos, pero yo tengo la desgracia de saber que la mala en esta historia soy yo. Lo sé, y creeme cuando te digo que nunca me lo perdonaré.

Adiós, Guzmán, te querré hasta el final de mi vida.

BRENDA

Fue horrible... Llevaba llorando desde el «Querido Guzmán» y había tenido que parar de leer varias veces por culpa de las lágrimas que se agolpaban torpemente en mis ojos. Tenía que apartar la carta de vez en cuando para que no se corriera la tinta. Esto estaba siendo infinitamente más duro de lo que yo me había imaginado... Y cuando me decía que la culpable era ella... y ese: «Adiós, Guzmán»... Ahí ya no pude aguantarlo más y me desmoroné.

Tumbado en la cama con la almohada tapándome la cabeza deseé, por primera vez en mi vida, que la enfermedad que padecía fuera mucho más rápida y mortífera de lo que me habían diagnosticado los médicos, y que todo acabara de una vez por todas. Ya ni podía ni quería seguir con mi tragedia, y me ahogaba en un mar de lágrimas.

Y así fue como me encontró mi amigo del alma cuando irrumpió en mi habitación. Yo no podía articular palabra. Tan solo acerté a entregarle la carta, que estaba encima de la mesita de noche, para que la leyera tranquilamente y sacara sus propias conclusiones.

Y esperé. Esperé a que la acabara, a que comprendiera, a que pudiera ponerse en mi lugar, a que me dijera algo que me aliviara, a que entendiera ese grito de auxilio desesperado que pedía en silencio.

Rodrigo, que nunca me había defraudado y jamás lo haría hasta mi último aliento, tomó las riendas de la situación con la diligencia que le caracterizaba.

—De esta vamos a salir juntos tú y yo, ¿me oyes? De aquí salimos los dos más fuertes que nunca —me aseguró, agarrándome del brazo.

—Pues no sé cómo lo vamos a hacer, la verdad —le dije sin convicción.

—No te preocupes por eso, yo ya me imaginaba que esto iba a pasar en algún momento, y tengo un plan de emergencia. Aquí ya no se nos ha perdido nada. Mañana mismo volamos a Buenos Aires, y de ahí a Nueva York. Te quiero presentar a un amigo que vive allí y que estoy seguro de que nos echará una mano con todo esto. Todavía nos queda mucho viaje y mucha vida por delante.

—Yo no sé si quiero seguir viajando, Rodri —dije desde lo más profundo del pozo del descrédito.

—Tú te vienes conmigo, y vamos a seguir juntos hasta el final. Y no se hable más —zanjó con su acostumbrada vehemencia.

De nuevo, en el momento más delicado de nuestro periplo, fue mi amigo Rodrigo, y nadie más, el que me insufló ánimos para seguir adelante.

NEGOCIACIÓN

¿Quién quiere felicidad,
pudiendo tener algo por lo que luchar?

IGNATIUS FARRAY

13

Un año y veinticuatro semanas antes del epílogo

LA LLEGADA A NUEVA YORK FUE UN ALIVIO en casi todos los sentidos. De hecho, la adrenalina de todo lo ocurrido en Argentina nos dejó tan agotados que el primer día en la Gran Manzana lo dedicamos, casi exclusivamente, a descansar. Tras el extenuante viaje, mi sensación al acostarme en la cama del modesto apartamento de la calle 98 con la Quinta Avenida fue similar a la que solía tener durante la carrera, cuando, al llegar a casa después de un examen, me invadía una mezcla de euforia, dolor de cabeza y necesidad de dormir a pierna suelta. En esta ocasión, y previendo que la estancia en Nueva York no iba a durar menos de varias semanas, optamos por intentar hacer de ese apartamento, sencillo y funcionalmente amueblado, situado a muy poca distancia de la cara este de Central Park, nuestro hogar. Disponíamos de dos habitaciones y dos baños, lo que nos permitía mantener cierta independencia, pero sin perdernos de vista. A esas alturas de nuestro viaje estábamos cansados de hacer y deshacer maletas, y echábamos de menos hacer vida en casa, cocinar, descansar en un sofá que adoptáramos como nuestro, o leer en la cama hasta que las hojas de los libros se perdieran entre parpadeos.

Encontrar la casa ideal no fue sencillo, junio era un momento óptimo para hacer turismo en Nueva York, así que tiré de mis contactos para conseguir un alojamiento que se adaptara a lo que teníamos en mente. Durante mi etapa de estudiante, pasé unas semanas en el ilustre Mount Sinai Hospital. Con la solicitud de aquella rotación, el propio hospital ofrecía un alojamiento en las cercanías, haciendo del centro un popular destino al que muchos estudiantes de medicina se pirraban por ir en verano. Aún conservaba el contacto de la amable administradora de los pisos, Ann, así que, aunque habían pasado bastantes años, no dudé en probar suerte. En su momento hicimos buenas migas, tomábamos café a diario e incluso mantuvimos algo de contacto tras mi regreso a España. Aun así, más de quince años sin hablar eran demasiados, y no sabía nada de su situación actual. Sin ninguna esperanza, pero tampoco vergüenza, le escribí un email haciendo alusión a mi estancia pasada y contándole el motivo de nuestro viaje con la justa dosis de dramatismo que requería.

> Querida Ann:
>
> Me llamo Rodrigo Otero, actualmente soy médico en un hospital de España, pero en el año 2006 realicé una estancia formativa en el Mount Sinai que apuntaló mi vocación por la medicina. Recuerdo con mucho cariño el excelente trato que me diste, y aún hoy en día, te lo sigo agradeciendo.

El motivo de mi email es muy diferente hoy. Estoy haciendo un viaje por el mundo, acompañando a mi mejor amigo en sus últimos meses de vida. A pesar de su juventud, se enfrenta a una enfermedad terminal sin tratamiento curativo. Teníamos en mente visitar Nueva York en las próximas semanas, pero se nos está haciendo difícil encontrar alojamiento. Por los cuidados que él precisa, buscamos un apartamento sencillo, pero que permita estar a gusto si él tiene días en los que se sienta más impedido. Llevamos todas las medicinas y dispositivos para cualquier eventualidad, pero un hotel me parece demasiado frío e impersonal para una estancia prolongada con una persona dependiente.

Espero que mi email no te importune (si es así, te pido disculpas), pero cualquier ayuda en una situación desesperada es siempre bienvenida.

Te envío un afectuoso saludo,

RODRIGO OTERO

No esperaba tener éxito y, de hecho, había seleccionado algunos alojamientos con cancelación gratuita por si aquello fallaba. Sin embargo, su respuesta llegó pocas horas después:

Querido Rodrigo:

¡Cómo no recordarte! Aún tengo el florero que tan amablemente me regalaste antes de irte. ¡Han pasado más de quince años!

No te lo vas a creer, pero justo nos ha fallado un estudiante que venía a rotar, así que tienes a disposición una casa en la 98 con la Quinta. Si te cuadra, os invito a un café en mi oficina cuando lleguéis y os doy las llaves.

¡Qué ganas de verte!

Un saludo,

ANN

Dicho y hecho. Nada más aterrizar tomamos un taxi hasta el hospital, donde Ann nos esperaba con café americano que nos supo a gloria y unos dónuts (bienvenidos a EE. UU.) Tras una hora poniéndonos al día y contándome algunas novedades del hospital, nos entregó las llaves y nos emplazamos a cenar un día de estos por la ciudad.

No salimos de nuestro nuevo hogar en las siguientes veinticuatro horas. Después de repararnos durante un día entero, del que más de tres cuartas partes lo pasamos durmiendo, y aprovechando la buena forma física y mental de Guzmán, que a veces me hacía dudar de su diagnóstico y de su pronóstico, trazamos un plan de visitas y de ocio para los siguientes días.

Tras mucha insistencia, Guzmán aceptó conocer a Alec, mi querido amigo psiquiatra de la universidad afincado en Nueva York. Yo sabía, porque le conocía, que Guzmán estaba hecho polvo por su desencuentro amoroso, pero lo disimulaba muy bien, probablemente para protegerme. Sin embargo, me parecía necesario tratar en algún momento el tema de Brenda, y que también lo hiciera él con Alec, para que no se fuera con su pena al otro barrio. De todos modos, mi prioridad en ese momento era buscar planes que lograran hacerle sentir lo mejor posible. Mi actitud en Argentina había sido nefasta, me negué a ser comprensivo y potencié el conflicto entre nosotros... Todo lo que se le puede pedir a un buen amigo, vamos.

—¿Qué te parece si salimos a dar una vuelta?

Aunque Guzmán no lo sabía, había sacado entradas para un musical. Además, nuestro alojamiento nos permitía bajar caminando por la Quinta Avenida hasta toparnos con Broadway en menos de una hora.

—Claro, amigo. ¿Qué hay mejor que perderse por la Gran Manzana? —dijo con una sonrisa.

Habíamos retomado la relación que dejamos en Roma, y eso me reconfortaba. Le agradecía profundamente que no me guardara rencor, a pesar de que ni siquiera le había pedido perdón por todo lo ocurrido.

Tras un paseo a unos sofocantes treinta grados con paradas entre los escaparates de la Quinta para refugiarnos del calor, llegamos a Times Square. Teníamos una hora y media antes de que empezara la obra, así que decidimos subir a un *rooftop* para tomar una cerveza contemplando el magnífico atardecer.

—Rodri, estoy muy contento de estar aquí contigo. Quiero que sepas que lo que pasó en Argentina... allí quedó, en todos los aspectos. —Mi amigo seguía constante en su misión de ser transparente. ¿Quién lo hubiera dicho hace un año?

—Gracias, Guzmán, siento que no he estado a la altura este último mes, he sido demasiado... eh... cómo decirlo

—dudé, me costaba demasiado reconocer mis errores, ¡maldita cabeza!

—Egoísta —se adelantó Guzmán—, pero no te preocupes, yo también lo he sido. Te dejé de lado por un amor de verano. Así son los arrebatos... ¿Mejores amigos?

Me disponía a responder cuando mi móvil se iluminó de repente y comenzó a vibrar. Entre las muchas comodidades que Guzmán me había proporcionado en este viaje, había una tarifa de móvil con datos ilimitados para todo el año, un exceso que no necesitábamos, pero que en ese momento agradecí. Aunque odiaba a la gente que en plena conversación cogía su móvil haciendo que la relación personal en directo sucumbiera a la virtual, tuve un presentimiento y alargué el brazo hasta el teléfono. Era una notificación de Instagram.

«Qué raro, juraría que las tenía desactivadas», pensé.

No le di mayor importancia, y retomé el diálogo con Guzmán.

—Perdona, me he asustado con la vibración. Claro, claro que mejores amigos.

Me odiaba ahora mismo, el maldito móvil me había sacado de la conversación y de la emoción del momento. «Seré gilipollas».

—No hay nada que perdonar, Rodri. Si es importante, puedes responder.

No había acabado la frase cuando, de nuevo, vibró el teléfono. Esta vez no lo resistí, no podía imaginar quién podía estar insistiendo tanto en ponerse en contacto conmigo, y más por una aplicación a la que apenas prestaba atención. En todo el tiempo que llevábamos fuera había subido una sola foto, y fue en Roma.

> Claire21: Hola, ¿va todo bien, Rodri? No sé nada de vosotros desde hace semanas y estoy preocupada.
>
> Claire21: Sé que igual no tengo derecho a esto, pero me preocupas... me preocupáis.

¡¿Qué?! Pero ¿a qué venía esto ahora? Me dejó un mensaje a través de un tercero que ni se presentó para acabar nuestra relación, ¿y ahora quería saber de mí?

No respondí, aunque era consciente de que en mi conversación aparecería un «entregado», cosa que tampoco me importaba. No quería saber de ella, estaba aún demasiado enfadado. Además, ahora no era tiempo de pensar en esto, sino en mi amigo, y, por qué no decirlo, en mí.

—Guzmán, tenemos que irnos, tengo una sorpresa preparada.

Pese a mi ausencia mental de los últimos minutos en los que Guzmán aprovechó para acercarse al extremo de la terraza y disfrutar de las vistas, reaccionó a mi señal de inmediato. Pagamos y salimos.

—¿Una sorpresa? Espero que no sea nada romántico, aún no estoy preparado para emociones fuertes.

Estando así de relajado (sin el agobio laboral que siempre le acompañaba) y tal y como yo le había conocido, caminamos ilusionados hasta el teatro y nos dispusimos a ver la irreverente y a la postre premiada *A Strange Loop*. Nuestro nivel de inglés nos permitió seguir y entender la obra, y aunque no pillamos todas las bromas, al salir estuvimos debatiendo sobre homosexualidad y racismo mientras cenábamos una hamburguesa en Wendy's.

De camino a casa, esta vez en metro, y con el famoso «stand clear of the closing doors, please» sonando de fondo recurrentemente, me vino Clara a la cabeza. Con todo lo que había pasado en Argentina, y lo efímero del romance Guzmán-Brenda, empezaba a darme cuenta de que igual estaba echando a perder una buena relación, con sus altibajos, claro, pero sin problemas de base. Con Clara, todo era fácil y divertido. Siempre había habido química. Además, me había apoyado enérgicamente en todas mis decisiones, me recordaba cuándo pasaba mucho tiempo sin ir a ver a mis padres, era paciente con mis manías y jamás había sido celosa. Encajábamos a la perfección, teníamos gustos parecidos, pero ligeramente divergentes, lo que nos permitía disfrutar juntos sin dejar de descubrir cosas nuevas. ¿Qué había pasado, entonces?

—Rodri, ¡nuestra parada! —Guzmán estaba radiante tras un día redondo.

Caminamos los escasos cien metros hasta nuestro apartamento y, una vez arriba, cuando ya nos despedíamos hasta el día siguiente, me soltó a bocajarro:

—¿Qué pasó entre Clara y tú? Sé que igual no quieres hablar de esto, pero aún no me acabo de creer que no estéis juntos.

«Que no estéis juntos», en presente, sonaba horrible. Noté un escalofrío y un dolor súbito en el estómago. ¿Había dejado escapar a Clara no respondiendo a su mensaje? ¿Acaso quería recuperarla? No podía pensar con claridad, todo lo que había pasado en las últimas semanas me había hecho perder el foco, pero este viaje terminaría algún día, y yo tendría que volver a mi vida, sin Guzmán, pero con mi trabajo, mi familia, mis amigos y... ¿Clara?

—Serviré un par de gin-tonics, creo que me vendrá bien hablarlo —dije sin saber si era lo que realmente necesitaba o si solo quería mostrar a Guzmán que confiaba en él.

—Me parece bien, pero el mío poco cargado, ya tengo una edad, y estoy enfermo —bromeó.

—¿Con limón? —pregunté mientras me alejaba de espaldas hacia la barra americana que separaba el comedor de la cocina—. Ey, Guzmán, ¿con o sin limón?

Al ver que mi amigo no respondía, me giré y me lo encontré tal y como lo había dejado, sentado en el sillón, hojeando un libro de The Beatles que había en el apartamento. Me acerqué, le toqué en el hombro y le repetí nuevamente:

—¿Por qué no me respondes? ¿Gin con o sin limón?

La pregunta era intranscendente, pero su silencio era de lo más extraño.

—¿Qué? ¿Me dices algo? —Mientras pronunciaba cada una de las sílabas en tono ascendente, la cara de Guzmán empezó a palidecer.

Habíamos pasado unas semanas en Argentina sin más síntomas que algún terror nocturno y algún episodio de insomnio, pero la enfermedad volvía a dar la cara. Tras la «luna de miel» en la que algunas enfermedades parecen no existir y que en Guzmán coincidió con la etapa de ira, mi amigo se había quedado sordo súbitamente. Así pues, tras discutirlo unos pocos minutos haciendo uso de la pantalla del móvil, decidimos consultarlo con un médico inmediatamente.

En el hospital nos trataron con extrema cortesía, le aplicaron un tratamiento de choque con corticoides, y nos hablaron de algunas terapias experimentales que se estaban desarrollando para tratar ese tipo de síndromes. Guzmán había vuelto a tomar conciencia de que su enfermedad avanzaba irreversiblemente.

—Rodri, con lo que nos han contado en el hospital, y aprovechando que estaremos unas cuantas semanas en Estados Unidos, me gustaría probar algún tratamiento experimental para intentar curarme... ¿Cuento contigo? ¿Me ayudarás?

Guzmán había cogido mi móvil para escribirme, y me miraba fijamente los labios como quien espera un veredicto.

¿Ahora? Yo sabía que era demasiado tarde. No había cura para su enfermedad, y menos en etapas tan avanzadas, pero no era experto en el tema y ¿quién era yo para negarle una esperanza a mi amigo, aunque fuera remota? El simple hecho de que existiera una posibilidad le había cambiado el ánimo, pero ¿no debía ser yo el que le pusiera los pies en la tierra?

—Claro, Guzmán, haremos todo lo que esté en nuestra mano para que puedas volver a casa con más salud de la que te fuiste.

Solo había un fleco que solucionar: los tratamientos experimentales en centros de referencia estadounidenses costaban una fortuna. Había que empezar a pensar cómo podríamos pagarlo en caso de que admitieran a mi amigo, y cómo íbamos a subsistir. El dinero que teníamos en nuestra cuenta era claramente insuficiente.

Ya de vuelta, mientras me ponía el pijama, apareció un email en la bandeja de entrada de mi correo con el inequívoco asunto de «vamos para allá». Era Pepi, habían comprado billetes para venir a vernos. En la electrónica misiva describía cómo la angustia se había apoderado tanto de ella como de Alfredo al no estar cerca de Guzmán, así que, tras nuestra última conversación, volarían a Buenos Aires en aproximadamente un mes. Me insistía para que no se lo contara a su hijo, pero más allá de eso, lo que me preocupaba era que el destino que habían elegido no era el correcto. Por otro lado, Nueva York no era el momento adecuado para que ellos aparecieran, con Guzmán sordo y a punto de iniciar una terapia con Alec, así que opté por darles una breve y contundente respuesta. No quería hundirlos más, pero lo importante ahora era el bienestar de mi amigo, y él no estaba preparado para aquella sorpresa.

> Queridos Pepi y Alfredo:
>
> Guzmán está perfectamente, hablamos más adelante para ver cómo organizamos vuestra llegada. No reservéis alojamiento hasta que yo os lo diga.
>
> Un abrazo,
>
> RODRI

14

Un año y veintitrés semanas antes del epílogo

LAS COMPLICACIONES SEGUÍAN APARECIENDO en nuestro camino. Aún no había superado la ruptura con Brenda, ni acababa de aceptar la necesidad de acudir a un psiquiatra, cuando, sin previo aviso, me dio una nueva crisis que me dejaba tocado, física y psicológicamente, para lo que me quedaba de viaje, y de vida.

Superado el susto inicial que me produjo la impresión de no oír absolutamente nada, ni siquiera el silencio, me di cuenta de la poca atención que le había prestado a mi enfermedad. No me explicaba cómo había podido obviarla de esa manera, habiéndose convertido en el *leitmotiv* de mi vida desde que me dieran la noticia el año pasado. No me había preocupado de cuidarme, de llevar una dieta saludable, de no realizar grandes esfuerzos, ni de evitar alterarme emocionalmente. Pero ¿a quién quería engañar, si ni siquiera me había medicado con lo que me habían recetado en Madrid? Francamente, no entiendo cómo había podido ser tan inconsciente. Ahora que no oía, me daba cuenta de lo ciego que había estado.

Y lo peor de todo era la incertidumbre, el desconcierto de no saber si perdería por completo la capacidad auditiva, si iba a ser algo temporal, o si podría recobrarla mínimamente para poder comunicarme con Rodri sin depender de la *tablet* que me habían dado en el hospital.

Lo de la clínica privada en la que me atendieron merece un capítulo aparte, porque es digno de mención. Yo nunca había visto nada parecido en mi vida. Conocía algunos de los hospitales que hacía pocos años se externalizaron (privatizaron) en Madrid, en un ambicioso intento de las empresas privadas por mercadear con la salud y un ingenuo plan de los políticos neoliberales de turno para recortar la deuda en sanidad. Algo que, por cierto, nunca llegó a suceder. Pero más allá de esas tropelías, jamás había visto en mi vida unas instalaciones tan lujosas, una atención tan clientelar, un derroche semejante en decoración, ambientación y calidad percibida como la que vi en aquel hospital de Nueva York. Entiendo que, con todos esos recursos a su alcance, la satisfacción del «cliente» estaría más que asegurada. Y aun así no tenía yo tan claro que la sanidad tuviera que ir por esos derroteros, cuando no cabe duda de que lo fundamental debería pivotar sobre el tratamiento y la curación del paciente, y no sobre su ruinoso confort.

La factura fue inquietantemente desorbitada para una consulta de algunos minutos y la prescripción de la prednisona. Pero lo que más me llamó la atención fue la propuesta que me hicieron acerca de un tratamiento experimental de coste millonario con una probabilidad de éxito muy reducida. El problema era que, más allá de que consiguieran o no recuperar mi capacidad auditiva, yo no podía permitirme un tratamiento como ese, en ningún caso. En fin, después de salir del hospital —bastante cabreado, por cierto— le transmití a Rodri la opción de buscar un hospital público en la capital del mundo libre. Mi amigo, tras una sonora carcajada, me dijo que ese concepto no existía por esas latitudes.

«Grandiosa libertad, entonces», pensé yo. Esa que, sin dinero, no se puede comprar ni disfrutar.

Aun así, no cejé en mi empeño, y le hablé de una serie de televisión que había visto hacía unos años, llamada *New Amsterdam*, que transcurría en un hospital público y estaba basada en hechos reales. Y así fue como dimos con el Bellevue Hospital. Un lugar en el que, sufriendo de las incomodidades propias de un centro público, pero atendido por grandes profesionales y mejores personas, me explicaron la ruta terapéutica que tendría que seguir si decidía aceptar involucrarme en el ensayo clínico que me proponían.

Respecto a la sordera, reconozco que, aunque había mejorado un poco, nunca volví a escuchar tan nítidamente como antes de que me diera el ataque, y siempre me quedaría la duda de cómo hubiera sido el resultado de haberme hipotecado en aquel áureo hospital con su avanzadísima tecnología. Pero, siendo francos, el hecho de tratarme en un hospital financiado por todos y para todos me hizo sentirme plenamente orgulloso del género humano, y de los avances que mentes privilegiadas y generosas se esforzaban en conquistar por un mundo más justo y, por ende, menos desigual.

Por si todo esto fuera poco, o precisamente porque todo eso era poco, acudí a mi cita pseudoimpuesta con el doctor Alec Bauman. No tenía ni idea de lo que me iba a encontrar allí, pero en ningún caso imaginé hasta qué punto había subestimado el poder de la mente y la profesionalidad de aquel psiquiatra. Lo que sucedió ese día, en su clínica, cambió para siempre mi manera de abordar la enfermedad.

—Bienvenido, Guzmán, me alegra que hayas accedido a esta sesión —me saludó cordialmente el doctor Bauman en un correctísimo español.

—Igualmente, doctor —dije, tratando de ser respetuoso.

—Llámame Alec, por favor —agregó calurosamente—. Para mí eres un paciente interesante y complejo, por ser tan joven y por tener una esperanza de vida tan corta. Lo primero que tengo que decirte es que esta terapia no tendría sentido si tuviéramos algún nexo. Y lo tenemos, y aunque voy a hacer una excepción en tu caso, sí te voy a pedir que evitemos hablar de Rodrigo. ¿Estás de acuerdo?

—Completamente, Alec. Aunque no esté aquí de una forma totalmente voluntaria, te confieso que albergo la esperanza de sacarle el máximo partido a nuestra conversación, más aún después de todo lo que me ha ocurrido recientemente —dije para tantear el terreno.

—¿Te refieres a tu reciente sordera?

—Sí. Ha sido un choque brutal de realidad.

—Comprendo, Guzmán. Eso me lleva a preguntarte: ¿por qué has decidido no tratar tu enfermedad hasta ahora y dedicar tu tiempo a viajar? Como bien sabes, eso no va a alargar tu esperanza de vida.

—Sí, lo sé, y quizá por ello, lo primero que debería hacer es empezar por reconocer mi absoluta nulidad para afrontar lo que me está pasando. En resumidas cuentas, te confieso que fue una huida hacia delante, un sálvese quien pueda —comencé exponiendo mi caso de una forma más sincera de lo que me esperaba—. Lo único que pretendía en ese momento era que la muerte no me cogiera solo en mi casa, sin nada emocionante que recordar, o por lo que hubiera merecido la pena vivir.

—¿Te parece que tu vida hasta ahora no ha merecido la pena?

—Digamos que me quedo con la sensación de haberla podido aprovechar mucho mejor.

—¿Como estás haciendo ahora?

—Exacto.

—Y la opción de tratarte para intentar superar la enfermedad y empezar de cero, ¿no la barajaste?

—No exactamente... No es que no lo haya pensado, es que he llegado a la conclusión de que, pase lo que pase, me voy a morir, y, por lo tanto, no quiero vivir lo que me queda de vida condicionado por la enfermedad. Y ya sé que esto que estoy diciendo es una contradicción... —reflexioné en alto mientras me daba cuenta de que las cosas no estaban saliendo como yo había planeado.

—De acuerdo, pero volvamos atrás. ¿Cómo recuerdas la infancia y la relación con tus padres?

—Pues no lo sé, la verdad, casi prefiero no pensar en eso, aunque sea otra huida hacia delante. No quiero profundizar tanto sabiendo que me queda tan poco. Igual, si supiera que voy a llegar a viejo, me propondría indagar al respecto, pero sabiendo que me queda menos de un año de vida, me conformo creyendo que tuve una infancia feliz.

—¿Crees que tus vínculos familiares pueden haber influido en tu decisión?

—Puede ser... En realidad, no lo sé. —Me dejó contrariado, con la sensación de que me había hecho una pregunta que yo ni siquiera me había planteado nunca—. Igual sí, no lo sé, creo que tal vez debería pensar en ello.

—Guzmán, ¿por qué no le has dicho a nadie que te estás muriendo?

—Entiendo que, con la salvedad de Rodri y, en un momento muy concreto y desafortunado, una chica llamada Brenda, no era necesario decírselo a nadie más. ¿Para qué anticipar el sufrimiento de la gente? Quiero decir que cuando ocurra lo inevitable, entonces lo sabrán, y a partir de ahí podrán sufrir y llevar su duelo de la forma que consideren oportuna, pero no veo la utilidad de que eso se dé ni un minuto antes de mi muerte.

—¿No te parece un tanto egoísta decidir por los demás?

—Pues en este caso concreto me parece que no, o al menos yo lo veo así. Creo sinceramente que no soy egoísta; si me apuras, todo lo contrario: creo que estoy siendo generoso y considerado con las personas que me quieren.

—Ya veo. Y esta actitud que muestras con tu familia, ¿es equiparable a tus relaciones sentimentales? ¿Consideras haber tenido una vida amorosa plena?

—Uf —dije, sintiendo su dedo en la llaga—, ese tema es verdaderamente delicado y difícil de asumir. Tengo que reconocerte que no. Me voy a morir con la espinita clavada de no haber encontrado ni disfrutado nunca de una relación amorosa duradera. Lo de Brenda no está en absoluto superado, y me temo que me moriré con la pena de no haber podido hacer un proyecto de vida en común con ella.

En ese momento me emocioné, se me quebró la voz, y tuve que hacer un esfuerzo titánico para contener las lágrimas.

—No es justo, ¿sabes? —fue lo único que articulé antes de hundirme del todo, con la cabeza apoyada en la mesa y los brazos tapándome la cara.

—Tranquilo, Guzmán, tómate tu tiempo y cuando lo consideres oportuno, continuamos. No hay prisa.

—Gracias —dije para seguir llorando sin reparo.

Tras cinco minutos de espera en un silencio solamente roto por algún que otro sollozo, el doctor Bauman continuó:

—¿Tienes miedo a morirte? Por lo que dices, entiendo que ahora sí que quieres tratarte. ¿Qué te ha llevado a cambiar de opinión?

—Me estoy dando cuenta —continué tras rehacerme— de que se acerca el final. El tiempo sigue corriendo y a mí cada vez me queda menos. Por primera vez desde que me diagnosticaron, siento la necesidad de seguir alargando los días. No sé bien cómo explicarlo, pero quiero seguir viviendo experiencias, seguir viajando junto a Rodri, quiero... me gustaría —lo dije como me salió del alma— seguir estando vivo.

—¿Medicándote?

—Si eso va a ayudar en algo... Si hay medicinas que lo hagan posible, adelante con ello. Incluso aunque empeoren mi calidad de vida.

—Ojalá sea así, pero en el peor de los casos, ¿te preocupa pensar en el legado que vas a dejar cuando te marches?

—Sí. Lo tengo todo preparado, pero eso es algo que solo Rodri sabrá después de que yo haya muerto. Lo siento, Alec, pero esta es la única pregunta a la que no puedo responderte.

La consulta con el doctor Bauman fue bastante más fructífera de lo que me imaginaba. Quizá no fui consciente de ello durante aquella intensa conversación, pero con el paso del tiempo me di cuenta de la importancia de todo lo que allí habíamos hablado, y de lo mucho que aquel psiquiatra amigo de Rodri me había ayudado. Poco a poco empezaba a entender mi situación de enfermo crónico irreversible. Para mi descargo diré que no es un mapa mental sencillo de interiorizar, pero con mucha ayuda, sobre todo de Rodri, pude lograrlo. Y así fue como se lo hice saber durante nuestra visita al Museum of Modern Art (MoMA), que tanto nos impactó a ambos.

Nueva York tenía el privilegio de haberse convertido en la indiscutible capital mundial del arte moderno. Hasta el siglo XX, ese honor lo ostentaban grandes capitales europeas, tales como Roma, Londres, Viena o París. Pero la inestabilidad que trajeron al viejo continente las dos guerras mundiales, sumada a las grandes fortunas que se consolidaron en Estados Unidos en esa época, produjeron el cóctel perfecto para provocar un traslado de artistas y obras de arte que cruzaron el charco acercándose, progresiva a irremediablemente, al sol que más calentaba. Es decir, a los nuevos mecenas neoyorquinos, e incluso californianos. Y así fue como antes siquiera de crear escuelas propias de arte norteamericano, los estadounidenses ya contaban con buena parte de las obras más importantes de las vanguardias europeas. Los llamados «ismos» se exponían en las galerías de arte privadas de la nueva meca del arte, y estaban al alcance de cualquier espectador que quisiera disfrutar, aprender y tratar de comprender el último grito en lo que a pintura, escultura, arquitectura, fotografía, cine o moda se refería.

—¿Sabes qué? Estoy contemplando tranquilamente todos estos cuadros y... —le dije obnubilado ante un evocador cuadro de Edward Hopper.

—¿Y qué?

—Nada. Que me siento bien.

—Mira que estás rarito últimamente —dijo Rodri para tratar de ayudarme a aterrizar.

—Estaba pensando en todo esto que estamos viviendo, tanto lo bueno como lo malo, y... creo que es mucho más de lo que esperaba cuando salimos de Madrid.

—¿A qué te refieres exactamente?

—Pues, a ver cómo te lo explico... Es como si tuviera la certeza de estar haciendo lo que tengo que hacer para llegar adonde quiero llegar, pero de forma inconsciente. ¿Me explico?

—No.

—Vale.

—¿Tú estás seguro de que, aparte de la sordera, lo demás está todo bien?

—¿Qué? —pregunté al tiempo que soltábamos una carcajada—. Rodri, quiero creer que todo esto va a merecer la pena.

—Seguro que sí, Guzmán. De hecho, ya lo está valiendo.

—Sí, pero cuando llegue el momento, me quiero despedir con la sensación de haber hecho todo lo que necesitaba vivir para irme satisfecho.

—Yo voy a poner todo de mi parte para que así sea, pero no te precipites con la despedida, que aún es pronto —quiso añadir Rodri en un alarde de optimismo que me dio pie para continuar...

—Bueno, pronto o tarde, según se mire, ¿no? En cualquier caso, voy a intentar alargarlo todo lo posible.

—Vaya, entonces ¿mi colega Alec te convenció definitivamente?

—Bueno, sí y no. En realidad, me ha ayudado a darme cuenta por mí mismo. Es muy bueno en su especialidad, ¿sabes? Pero creo que, si tengo que agradecer a alguien este cambio de mentalidad, es a ti. Me alegro mucho de haber iniciado este viaje contigo, y me gustaría que durara lo máximo posible.

—Y a mí.

Nos abrazamos un buen rato, nos reímos despreocupadamente, y le dije que tenía una sorpresa preparada en agradecimiento por sus cuidados. Ahora iba a ser yo el que cogiera de nuevo el timón del barco, y el que impondría un cambio de decorado. Pretendía enseñarle algo totalmente distinto a Nueva York, pero tan alucinante y divertido como es la Costa Oeste. Cuando le desvelé mis planes, Rodri me dijo algo así como: «Contigo hasta el fin del mundo, *bro*».

15

Un año y veintidós semanas antes del epílogo

Rodri.otero: Hola, Clara, por aquí va todo... más o menos bien, una situación complicada... ¿Y tú qué tal estás?

Claire21: Me alegro mucho, Rodri. Yo estoy bien. Me instalé unas semanas en casa de mi amiga Tere, y ahora he alquilado un pequeño estudio en el centro... Ya sabes que me encanta.

Rodri.otero: Me alegro de que estés bien, la verdad, nuestra despedida fue tan... abrupta...

Claire.21: Lo siento por aquello, Rodri.

Pocos segundos después de recibir ese último mensaje, mi móvil empezó a vibrar. Era Clara. Llevaba más de cinco meses sin oír su voz, tenía que probarme emocionalmente para saber si era hora de seguir o de olvidar. Así que acepté el reto.

—¿Sí? ¿Hola? —Es curioso que, aunque haga años que nuestro móvil identifica a la persona que llama, sigamos usando semejantes interjecciones al descolgar.

—Hola, Rodri, quería escucharte. —Clara sonó dulce al otro lado—. Y también quería disculparme por cómo actué, no me vi con fuerzas para llamarte y decirte a la cara lo triste y decepcionada que estaba.

—Lo entiendo, no tienes por qué disculparte.

Aquella acusación con fundamento me produjo una punzadita en el corazón, quería mucho a Clara y me porté como si no la conociera.

—Yo sí que me comporté como un auténtico crío que solo pensaba en sí mismo, lo siento de verdad.

—Resulta un alivio que por fin podamos hablarlo. En todo caso, lo que estás haciendo por Guzmán tiene mucho mérito.

—Gracias, Clara. En el fondo ya sabes que necesitaba salir de mi zona de confort y darme un respiro, pero entiendo que eso se ha llevado muchas cosas por delante. —Aguardé la reacción de mi excompañera de vida mientras se me aceleraba el corazón; me sentía como cuando le pides salir a tu amiga de clase con más posibilidades de rechazo que de éxito.

—Bueno, Rodri, todo camino que uno elija tiene sus baches. Tú siempre has sido una persona demasiado estable y con el viento a favor; no está mal que quieras probar qué se siente cuando hay marejada. Eso sí, cada acción, claro, tiene sus consecuencias.

«Oh, oh, esta conversación empieza a desviarse por derroteros inesperados», pensé mientras comenzaba a notar un nudo en el estómago.

—¿Tienes ganas de verme? —me lancé a la piscina.

—Siempre tengo ganas de verte, Rodrigo. —Clara pasó del apelativo cariñoso al nombre completo, por lo que algo no iba bien—. Cuando te fuiste, pensé en coger un vuelo e ir a buscarte —continuó—, no entendía nada. Sé que tenía que habértelo dicho aquella noche, pero no fui capaz, me quedé bloqueada. Con el paso de las semanas comprendí que tus prioridades habían cambiado, y que solo estabas huyendo. Ahora te entiendo un poco mejor, he sido capaz de racionalizar la relación, bueno, la no-relación.

—¡Eso no es verdad, Clara! Me niego a que pienses que me marché porque ya no quería seguir contigo. —Me estaba poniendo nervioso y no era capaz de encontrar las palabras ante aquella acusación autocomplaciente.

—Yo creo, Rodri, que lo de Guzmán es el acicate que necesitabas para cerrar algunas cosas en tu vida. Gracias a él, ahora estás tomando las riendas, y ya no te dejas llevar. Eso tiene su parte positiva también. —Clara estaba muy tranquila. Empezaba a darme cuenta de que se había preparado para esta conversación.

—¿Adónde quieres llegar? Te he pedido perdón, no sé qué más puedo hacer. —Empezaba a sentirme incómodo.

—Rodri, te he llamado porque te quería contar, antes de que te enteres por ahí, que estoy conociendo a un chico. Hemos quedado un par de veces; contactamos por Tinder, y vamos a seguir quedando. No sé si estoy ilusionada y aún no sé lo que siento, pero me está ayudando mucho en todo, y además es encantador.

Un olor a café recién hecho empezó a invadir la habitación mientras mi conversación con Clara llegaba a una vía muerta. La toma de conciencia de su nueva situación sentimental me brindaba la triste oportunidad para ver si nuestra relación había terminado definitivamente. Ahora ya no podía hacer nada, todo dependía del tiempo, ese juez impávido que decanta la balanza de los aciertos y los errores. Con una mezcla de miedo y frustración, le deseé que todo le fuera bien, mostré una falsa alegría y me despedí cortésmente, sin dar opción a nuevas conversaciones en un futuro cercano.

Al salir de mi cuarto, me encontré con todo un desayuno al más puro estilo americano: huevos fritos, beicon y medio litro de café. Guzmán estaba de un humor radiante, con seguridad la conversación con Alec y las noticias del hospital público le habían dado alas. Tras el paseo turístico por la Sanidad estadounidense, teóricamente la más avanzada del mundo, Guzmán había aceptado iniciar un ensayo clínico en fase experimental en el hospital Bellevue, donde mi amiga Ann, tan expeditiva como siempre, nos había concertado una cita exprés. Ya había firmado los consentimientos de la admisión, le habían explicado los efectos adversos posibles y las probabilidades de éxito.

Tras discutirlo durante un par de días y hacer una búsqueda rápida de la evidencia disponible sobre lo que le proponían, así como comprobar que ningún centro de España participaba en el ensayo, decidimos —Guzmán decidió— aceptar la propuesta. Serían dos sesiones diarias consecutivas que consistirían en una infusión intravenosa de seis horas cada una, y con medicación previa para minimizar las posibles reacciones adversas. Básicamente, esos dos días los pasaríamos en el hospital, así que lo mejor era irse haciendo a la idea y buscar elementos de distracción, como cuando te preparas para un vuelo transoceánico. Tras esos dos días, habría una revisión a la semana, y si todo estaba bien, le citarían tres meses después para una tercera y última sesión de iguales características.

—¡Buenos días, Rodri!

—Hola, Guzmán, te veo *on fire* para ser tan temprano.

Me encantaba ver a Guzmán tan contento, pero emocionalmente estábamos en momentos contrapuestos.

—Pero alegra esa cara, hombre, que parece que te ha dado un pasmo. —Vaya si me había dado—. ¡Hoy empiezo mi tratamiento!

—Guzmán, no quiero que te lo tomes a mal, pero creo que deberías contener un poco las esperanzas que tienes puestas en la terapia.

—Rodri, presiento que esta enfermedad que tengo no es tan grave como me la pintan, y que algo se va a poder hacer. Llámame iluso si quieres.

Como yo no estaba para mucha confrontación, acepté la exaltación de mi amigo como un mal menor, disfruté lo que pude del desayuno a pesar de mi escaso apetito, y me fui a la ducha. Mientras tanto, Guzmán, con su oído recuperado al cincuenta por ciento, puso música a todo volumen mientras recogía los platos.

Llevábamos un par de semanas bastante convulsas en Nueva York, y ahora empezaba la terapia con una molécula de la que yo no había oído hablar en mi vida.

La primera dosis se infundió con absoluta normalidad, Guzmán no notó nada, ni durante el tratamiento, ni en las horas posteriores. Tal y como nos habían indicado, a las 24 horas de la primera, acudimos de nuevo al centro hospitalario para la segunda sesión. En la analítica previa que marcaba el protocolo se constató una importante bajada de sus niveles de hemoglobina. La anemia formaba parte de su enfermedad, como ya se evidenció en Roma, pero había alcanzado unos niveles que obligaban a retrasar —y puede que hasta suspender—, la segunda dosis.

—Rodri, ya está la analítica y me han dicho que, por ahora, no puedo seguir con el tratamiento. —Parecía muy tranquilo.

—Vaya, hombre, ¿y qué te han propuesto?

—Nada, que volvamos en cuarenta y ocho horas. Así que genial, tenemos dos días de libertad. ¿Qué plan propones?

¿«Genial»? Demasiado confiado e inconsciente veía yo a Guzmán, pero como sus deseos eran órdenes para mí, pasamos por casa, nos vestimos de verano y salimos a pasear sin saber dónde acabaríamos. Y fue así como me reencontré por azar con uno de mis sitios favoritos de Nueva York, el café Wha. Tras hacer una larga cola, nos alojaron en una mesa justo enfrente del escenario que me recordó a mi estancia de estudiante, en la que tanto disfruté de la ciudad. Como ocurre cuando dejas espacio para la improvisación (cosa que no suelo hacer, lo reconozco), pasamos una tarde estupenda al son de un cuarteto de jazz versionando lo mejor de la música anglosajona de los 80 y los 90. Guzmán hizo incluso ademán de subirse a cantar, aunque la cantidad de alcohol en sangre resultó ser insuficiente para desinhibirle, y se echó para atrás en el último momento. Justo cuando estábamos pagando, y mientras Guzmán calculaba la dichosa propina no incluida en las cuentas americanas, se nos acercaron tres locales que nos habían oído hablar en español. Nos contaron que habían estado en nuestro país haciendo un curso de seis meses, por lo que, en un castellano bastante comprensible, se interesaron por nuestra estancia en Nueva York. Les contamos que se trataba de un año sabático que nos estaba sirviendo para desconectar. Charlamos amistosamente sobre nuestras vidas durante media hora bajo la impaciente mirada de los camareros, que esperaban a que liberáramos la mesa.

—Si os apetece, mañana vamos a ir al béisbol, John hizo la carrera en la Universidad de Columbia y es experto en el tema.

—Pero ¿y las entradas? —Me estaba encantando el plan, me quedé con ganas de ir al béisbol en mi etapa de estudiante.

—No os preocupéis, las conseguimos allí mismo, siempre hay gente dispuesta a ceder su abono alrededor del estadio de los Yankees.

—Pues, ¡adelante! —dijo Guzmán con una emoción propia de un niño.

Como era de esperar, lo pasamos en grande. Nuestros colegas americanos fueron encantadores: nada más llegar a la cita nos habían comprado unas gorras de los New York

Yankees y tenían ya las entradas apalabradas. Como no nos dejaron pagar, los perritos, los nachos y las cervezas corrieron a nuestro cargo.

Aquellos dos días hicieron que nos olvidáramos de las dosis, de la enfermedad y del tratamiento, pero la espada de Damocles de la analítica ya pendía sobre la cabeza de Guzmán al irnos a dormir la noche antes de volver al hospital.

—Rodri, ¿crees que estará todo bien y que podré ponerme la segunda infusión? —La exaltación de esos días empezaba a dar paso a la evidente inquietud de mi amigo.

—Seguro que sí, no te preocupes. Y si no, ya nos darán otra alternativa. Tú descansa, que ahora es lo importante.

En realidad, no estaba nada seguro, pero ¿para qué alarmar más de la cuenta a mi amigo? Es cierto que la incertidumbre para mí es probablemente la peor sensación que hay. Enfrentarme a la duda me paraliza. Todo lo contrario que afrontar el problema, sea cual sea, que me da la agilidad mental suficiente para buscar la mejor solución. Sin embargo, Guzmán era todo lo contrario. Sí, también en esto. A él la duda le dejaba margen para el optimismo, mientras que un mal resultado en la empresa, una mala nota en la universidad o un problema familiar podía hundirle unas horas, días o a veces incluso semanas. Creo que la virtud debe estar en el punto intermedio, porque si bien en la vida pasamos muchas horas de incertidumbre, también pasamos otras tantas sufriendo por decepciones. Así pues, creo que, tras mis palabras, esa noche Guzmán durmió tranquilo.

Y debí contagiarme de su optimismo porque, tras haber puesto el despertador debidamente a las siete, decidí coger mi portátil y ponerme a escribir.

Querida Clara:

No sé si esta es la última carta que me vas a dejar escribirte y no sé si es demasiado tarde para pedirte que no lo sea. Llevo tres días dándole vueltas a nuestra última conversación, y sentir que ya no estás al otro lado me ha hecho darme cuenta de que solo quiero estar contigo. Sé que vas a interpretarlo como una cobardía ante la posibilidad de quedarme solo, y yo no tengo argumentos para demostrarte que nada tiene que ver con eso. Cuando nos encontramos, hace más de ocho años, en el campus de la Complutense, ambos supimos, sin querer acabar de creérnoslo, que habíamos encontrado a la persona más compatible que probablemente fuéramos a conocer.

No sé si lo recordarás, pero el día que nos conocimos, yo salía de dar una clase en la Facultad de Medicina y tú estabas repartiendo Red Bull a los estudiantes durante la época de exámenes. Me bebí el primero de un trago solo para poder pedirte un segundo, y aproveché la ocasión para dejarte mi número de teléfono envuelto en una servilleta en la mano. Cuando, entre los nervios del momento y la taquicardia de la taurina, se me cayó la bebida entera sobre tu pantalón, reaccionaste con tu inconfundible sonrisa. Te acompañé a mojarlo con un poco de agua para que el azúcar no hiciera estragos en la ropa, y desde ese momento no hemos dejado de caminar juntos. Hemos visto lo mejor y lo peor de cada uno, hemos compartido un proyecto de vida, nos hemos adaptado a la otra mitad y nos hemos hecho mutuamente partícipes de nuestras penas y glorias.

No sé qué ha podido pasar estos últimos meses, pero tras colgar el teléfono el otro día, recuperé una sensación que ya tuve en Roma cuando saliste de casa y de mi vida de golpe, que no es otra que la de un vacío infinito. En aquel momento de shock inicial, las sensaciones negativas que arrastraba y la atención que Guzmán me requería me hicieron infravalorar tu reacción, pensando que, en realidad, todo era reversible. Me confié, lo reconozco, y no me lo perdono.

El motivo de mi carta es el de aceptar mi, o nuestra, incapacidad para cuidar de nuestra relación, pero también recordarnos que quizá no sea tan tarde para empezar a hacerlo. Este correo no es una súplica de perro abandonado, es una llamada a la reflexión sobre la importancia del amor y las relaciones basadas en el compromiso, pero también en el cuidado. Nosotros siempre nos hemos protegido y apoyado, y me daría una pena inmensa que echáramos a perder el amor que tantas alegrías nos ha dado, «solo» por haber pasado unos meses separados a causa de una mal comunicada decisión unilateral.

Te quiero,

RODRI

Había terminado mi carta sin punto para evitar que aquello sonara a sentencia, aunque, para ser sincero, albergaba muy pocas esperanzas de recuperar lo que yo solito había dejado escapar. Apelando a la benevolencia del dios Cupido, e imaginando la cara de Clara al leerme, me fui quedando dormido mientras Guzmán, en su habitación, ultimaba los detalles de la sorpresa que me esperaba al salir de la segunda dosis, si es que esta se llegaba a administrar, de su tratamiento experimental.

16

Un año y veintiuna semanas antes del epílogo

VOLAMOS HASTA SAN FRANCISCO con la misma ilusión con la que salimos de Madrid hacía más de seis meses. Era interesante comprobar que de todos los lugares en los que habíamos estado nos íbamos con la sensación de haberlos exprimido al máximo, y llegábamos al siguiente destino expectantes ante lo que nos quedaba por descubrir. Nuestra capacidad de asombro se mantenía intacta a pesar del tiempo viajando, los kilómetros recorridos y el cansancio acumulado.

Queríamos más.

La ciudad nos cautivó desde el primer minuto. Más allá de sus cinematográficas cuestas, su poderoso *skyline* o su puente colgante... el San Francisco que nos enamoró fue el de las casitas bajas de colores, el de los verdes y refrescantes parques, el de las vistas a la bahía, el de los barrios pequeños con ese ambiente propio de los californianos, tan acogedor, agradable y tolerante. En definitiva, esa parte de una urbe que le presta más atención a la vida que al trabajo, que ya ha madurado y se ha dado cuenta de lo que verdaderamente importa.

Yo estaba bastante sensibilizado con este tema, la verdad, sobre todo desde que me habían diagnosticado la enfermedad y puesto fecha de caducidad. Mi vida laboral se podía entender, según quién la mirase, como un éxito o como un fracaso. De cara a la gente que me conocía, a mi familia e incluso a mi jefe, había sido un trabajador ejemplar. No faltaba nunca a mi puesto de trabajo, llegaba en el horario impuesto y cumplía en tiempo y forma con las tareas que me asignaban. Pero en lo que a la realización personal se refería, mi vida laboral había sido un completo fiasco. No me gustaba mi trabajo, no me motivaba lo que hacía, no me generaba más que una nómina a final de mes... pero había una sutil diferencia que lo hacía distinto al de muchos otros, y que a mí me merecía, y mucho, la pena: los porcentajes que recibía en forma de dividendos a final de año por las operaciones ejecutadas con éxito.

Esa cantidad de dinero, que me afanaba en acumular en una cuenta de ahorro, tenía un objetivo claro y conciso: mi independencia económica.

Es decir, la suma que me permitiera vivir sin tener que volver a trabajar nunca más y que, curiosamente, había calculado en base a una esperanza de vida de cien años. Pero para mi desgracia, cuando tan solo me faltaba el 20% para alcanzar el hito, me comunicaron que estaría muerto en menos de un año.

«Me cago en Satanás —pensé en ese momento—, con lo cerca que estaba.»

Y de ese modo, al conocer la fatídica noticia, lo dejé todo.

Todo.

Ya ni quería ni necesitaba seguir trabajando, ni acumulando dinero, ni perdiendo el tiempo sentado en una silla delante del ordenador haciendo el gilipollas, ni ambicionando algo que nunca llegaría.

Ya no.

De hecho, me sentía estúpido y cabreado por haberle dedicado tantas horas de mi vida a ganar dinero, ¿para qué?, para gastarlo no, desde luego.

«Este modo de vida no tiene ningún sentido», pensaba contrariado cada vez que repasaba, ya no solo mi vida, sino la de casi todos los hombres y las mujeres de nuestra época que tarde o temprano llegaban a la misma conclusión a la que yo llegué demasiado tarde.

La existencia no podía consistir en eso, de verdad que no.

Pero como eso ya no tenía solución, al menos en mi caso, ni podía hacer nada para cambiarlo, dejé de pensar en ello y me concentré en el viajazo que aún tenía por delante con Rodri.

En San Francisco alquilamos un coche descapotable, bastante chulo, por cierto, con el que descenderíamos, pegados al Pacífico, por las maravillosas carreteras de la península de Monterrey hasta llegar a Santa Mónica. Allí haríamos parada obligatoria y, tras recobrar fuerzas, continuaríamos con destino a Colorado para ver el Gran Cañón. De ahí cruzaríamos de nuevo hacia otro estado, esta vez, Nevada, para conocer Las Vegas. Y, finalmente, volveríamos a California para hacer una última parada en el Parque Nacional de Yosemite. La aventura estaba garantizada.

El Ford Mustang biplaza, que nos acompañó en esta parte del viaje, era la metáfora perfecta al sentir de nuestros días *on the road*.

Trepidante, frenético, estimulante, inolvidable.

Dado que esta parte del viaje la había «desorganizado» yo, no teníamos plazos fijos, ni hoteles reservados a los que llegar en una fecha concreta, así que hacíamos lo que nos apetecía en cada momento sin reparar en el futuro.

De esta forma, y tras casi una semana durmiendo allá donde nos encontrara la noche (en esos moteles de carretera que salen en las películas y en los que no puedes evitar imaginar que en cualquier momento le van a dar una patada a la puerta y te van a acribillar a balazos), por fin llegamos a Santa Mónica. Allí nos quedamos, mecidos por la brisa del Pacífico, el tiempo que hizo falta hasta empaparnos de su espíritu desenfadado y surfista. La ciudad lo tenía todo: sus calles peatonales, sus comercios, sus restaurantes, sus pubs, sus parques, sus paseos panorámicos y, por encima de todo, su playa. Ese era el gran atractivo para mí, y el motivo para recalar en esa esquinita del mundo. Esa playa infinita, esas imponentes olas rompiendo suavemente en la orilla, ese sol omnipresente marcando los ritmos vitales, esa calma y esas vibraciones que te da el Pacífico superaban con creces a cualquier otro lugar costero del mundo en el que yo hubiera estado.

Como si fuera una canción de los Beach Boys, nos pasamos casi una semana bañándonos y bronceándonos tumbados al sol, sin preocuparnos por nada más; dando paseos interminables, con el fluir de las olas de fondo y tomándonos unas cervezas mientras contemplábamos el atardecer desde la playa. Aquello era el paraíso. No sé cuánto tiempo se puede vivir así, pero desde luego sé que hay que hacerlo alguna vez en la vida.

El entorno nos dio pie a hablar de todo, como siempre, pero ahora con la serenidad que nos daba el saber que todo estaba en su sitio, que estábamos a gusto con nosotros mismos y con lo que nos rodeaba, que la vida —ahora sí—, tenía sentido. Tal vez fue por eso por lo que Rodri me preguntó de forma ambigua, pero con una intención precisa:

—¿Echas algo de menos?

—¿Yo? Pero ¡qué dices, tío! Si estoy en la gloria bendita —le contesté sin entender adónde quería llegar—. ¿Por qué me lo preguntas ahora?

—Precisamente por eso. Te veo tan bien, tan disfrutón, tan feliz... que me preguntaba si te falta algo.

—Está todo perfecto, Rodri, de verdad. Créeme si te digo que me moriría satisfecho si hoy fuera mi último día de vida.

—Vaya, pues sí que estás bien. Y... ¿de verdad que no echas de menos a tus padres, ni a tus hermanos? Me cuesta creerlo, tío.

—Ah, bueno, no te preocupes por eso. Están bien, de verdad. Ayer mismo les mandé un mensaje para decirles que estábamos aquí y que todo iba perfecto —dije yo, quitándole hierro al asunto y con prisa por fundirme de nuevo con la atmósfera de desinhibición y tranquilidad en la que nos encontrábamos.

—¿Les has dicho que estamos aquí? ¿Y qué te dijeron? —insistió Rodri con el tema, algo inquieto.

—Tranquilo, hombre. Pues que no se imaginaban que ya nos hubiéramos ido de Argentina, y que se alegraban de que lo estuviéramos pasando tan bien. Por cierto, ¿quieres otra *cerve*?

—Ay, madre... —dijo Rodri, visiblemente preocupado—. Es que no me puedo creer que no tengas ganas de verlos antes de que... ya sabes.

—Pero ¿aún seguimos así? Puedes decir la palabra «muerte», no te preocupes. En cuanto a lo de verlos, no te creas que no lo he pensado. Pero sabes que mi idea inicial no era esa. Ya te dije cuando nos fuimos de Madrid que no pensaba volver. Pero... no sé, de momento estoy bien así. No quiero pensar en eso ahora.

—Ah... y más o menos... ¿podrías decirme cuándo vas a pensar en eso? —preguntó, temiendo que le diera una mala respuesta y se arruinara el buen rollo que estábamos teniendo en Santa Mónica.

—No sé, igual si con este tratamiento logran alargar un poco mi esperanza de vida... quién sabe. A lo mejor aún hay tiempo para una última despedida. Tampoco tengo claro que quiera pasar por eso de nuevo.

—Bueno, tienes que pensar que, aunque tú no lo necesites, igual ellos sí, ¿no te parece? —dijo Rodri, tratando de allanar el camino.

—Ellos no saben nada, no te preocupes, que todo está bien —le contesté tranquilamente—. Aunque he de reconocer que el marrón te lo dejo a ti para cuando todo esto acabe y tengas que dar explicaciones, si quieres, claro. Pero de eso ya hablaremos más adelante. Tú confía en mí, que te lo voy a recompensar con creces.

—Sabes que no hago esto para obtener ninguna recompensa —me dijo medio ofendido.

—Lo sé, y te lo agradezco. Puedes estar seguro —concluí con determinación, imaginando ya su cara de sorpresa cuando volviera y encontrara lo que le tenía perfectamente preparado para él en Madrid.

Tras esa misteriosa y, *a priori*, inofensiva conversación, nos lanzamos de nuevo a la carretera. Sin pasar por Los Ángeles, pues allí no se nos había perdido nada, seguimos la ruta del Gran Cañón para luego continuar hacia Nevada. Allí, en medio de un desierto que se extendía a lo largo de millas y millas de terreno yermo e inhóspito que bien podía ser fruto de un despiste de Dios durante la Creación, pasamos muchas y aburridas horas conduciendo a 60 millas por hora hasta que, sin previo aviso, en medio de tal nadería, apareció una enorme torre de control aéreo. A partir de ahí, y para nuestro asombro, fueron materializándose las siluetas de grandes edificios agolpados en torno a una ciudad fantasma. Toda esa monstruosidad, creada en medio del desierto para regocijo y disfrute de norteamericanos y extranjeros por igual, se llamaba Las Vegas.

—Joder, vaya *catetada*, ¿no? —le dije a Rodri la primera noche, tras un primer vistazo a toda esa fanfarria que nos rodeaba.

—Ni que lo digas, tío, pero... mola. Quiero decir que yo creo que merece la pena verlo, aunque solo sea una vez en la vida, y como curiosidad antropológica —dijo mi amigo, igualmente impresionado.

—Puede que este sea el mejor ejemplo del gran espíritu del hombre de nuestro siglo, ¿no te parece? —dije, continuando con su reflexión—. Hacerlo todo rentable y productivo... aunque sea en un desierto en el culo del mundo.

—Puede ser, sí. Y súmale a eso todos los tipos imaginables de perversión que harían enrojecer a cualquier moralista.

—Y mira que se supone que los estadounidenses son gente de un marcado conservadurismo, sobre todo en la América profunda.

—Pues ya ves por dónde se pasan aquí los principios...

Después de recorrer más de 3.000 kilómetros en coche y visitar tres estados distintos, volvimos a California para hacer una última parada en Yosemite. Acabar nuestro viaje por Estados Unidos en ese parque natural fue un acierto total. Allí nos reconciliamos con ese enorme y bello país, repleto de una fauna y una flora desbordantes. Disfrutamos de los ríos, de las cascadas, del cielo infinito salpicado por nubes, de las secuoyas centenarias, de la naturaleza que aún no había pervertido el hombre blanco. Era como si todo lo que habíamos estado viendo en Las Vegas no fuera más que puro *atrezzo*, y la belleza del mundo real fuera mucho más sencilla y compleja al mismo tiempo. Eso nos llevó a percatarnos de que, hasta la fecha, todo lo que nos estaba maravillando del viaje tenía que ver más con los fenómenos de la naturaleza que con las obras del ser humano.

Quizá nos complicamos demasiado la vida buscando algo que tenemos diariamente al alcance de la mano.

¿Y si resulta que la vida es mucho más sencilla de lo que nos han hecho creer siempre?

DEPRESIÓN

Si queremos alcanzar una vida auténtica,
es indispensable fundar un monasterio
de silencio en nosotros mismos.

MARGARET PARRY

17

Un año y diecisiete semanas antes del epílogo

«¿DÍGAME? SÍ, SOY YO. De acuerdo... Sí, es lo que me esperaba... Sí, le mantendré informado. Gracias.»

—Rodri, como sigas tan pendiente del móvil, te quito los datos. Recuerda que yo tengo el control.

—¿Nos sentamos un segundo, Guzmán?

Nunca olvidaré aquella llamada mientras paseábamos por el Templo de la Literatura de Hanói.

—Me han llamado del hospital, me temo que tengo noticias poco alentadoras.

Ese fue el momento en que Guzmán entendió que el milagro de un tratamiento mágico se difuminaba, y, con ello, sus esperanzas de sobrevivir a aquella enfermedad.

—¿Y ahora qué, Rodrigo? Se acabó, ¿verdad?

Hacía una semana que estábamos en Vietnam y que habíamos recibido la fatídica noticia del fracaso del tratamiento experimental. A pesar de que Guzmán se encontraba bien, sin achaques ni síntomas físicos, estaban siendo los siete días más duros desde que emprendimos este viaje a ninguna parte. Se pasaba los días en silencio, deambulando por las atronadoras calles de Hanói sin reparar lo más mínimo en lo que le rodeaba. Aunque yo intentaba animarle de mil maneras, recurriendo a todo tipo de planes y artimañas, solo conseguía sacarle una sonrisa de cortesía y, a veces, ni siquiera eso. Empezaba a ser difícil distinguir entre un día gris y el siguiente, y nuestras conversaciones, antes profundas e irrepetibles, se habían tornado en diálogos puramente funcionales para acordar dónde comeríamos, a qué hora saldríamos o quién iría primero a la ducha. Por suerte, nuestro hotel estaba en el casco antiguo, así que cuando el sueño se apoderaba de Guzmán, fuera la hora que fuera, yo aprovechaba para salir y tomar una cerveza, solo o acompañado por algún lugareño espontáneo con el que a duras penas me entendía, o me adhería a un grupo de mochileros el rato suficiente para intentar evadirme de una tristeza que también me había poseído por completo.

—Mañana tenemos que madrugar, Guzmán, nos espera un nuevo destino.

—Sí, claro, Rodri. ¿A qué hora nos levantamos?

—Hemos quedado en la recepción a las nueve, y ya con las maletas hechas.

—Estupendo, hasta mañana entonces.

Estaba muy preocupado por cómo Guzmán había sucumbido a la realidad tras la ineficacia del tratamiento en Nueva York. Me estaba quedando sin recursos para animarle, pero lo que más me preocupaba era el plan secreto que había urdido con sus padres, que, siguiendo mis instrucciones, iban a aparecer por sorpresa en el mismo *transfer* que al día siguiente nos llevaría a la bahía de Halong. Llevaba un par de semanas con los preparativos, y aunque al principio Guzmán seguía eufórico a la espera de que su tratamiento hiciera efecto, ahora la perspectiva era muy distinta, y la visita de sus padres me generaba una incertidumbre que no me dejaba pegar ojo. A pesar de haber tenido que cortar en seco a Pepi y a Alfredo en su intención de visitarnos en Argentina, no tuve más remedio que vaciar la caja de Pandora que yo mismo había abierto y ceder ante el deseo de unos padres ansiosos por ver a su hijo enfermo. Será que soy un sentimental, o que no lo pensé demasiado, pero acepté el reto, y en el momento que supe que saldríamos de la Costa Oeste, les puse al corriente de nuestros planes para que —ahora sí, con garantías— compraran sus billetes con destino a Hanói y se reencontraran con su hijo en el evocador paisaje kárstico de Halong, por el que navegaríamos en crucero durante tres días y dos noches.

—¿Ya estás listo, Rodri? No sé si será la edad, pero cada día duermes menos. —En efecto, los nervios del encuentro me quitaban el sueño.

—No me acostumbro al *jet lag*. Pero no te quejarás... has podido roncar a gusto mientras yo hacía las maletas. —Echaba mucho de menos los despertares alegres en que no parábamos de bromear. Ahora, apenas lo intentábamos.

—Si quieres, espérame en el bufet, no tardaré mucho, pero puedes ir tomándote un café.

Acepté su propuesta y me dirigí escaleras abajo mientras cerraba los últimos flecos de mi plan. Pepi y Alfredo habían llegado la noche anterior y se alojaban en un hotel muy cercano al nuestro.

> Rodri: Buenos días. ¿Todo bien?
>
> Pepi: Hola, Rodri. Sí, todo bien. Ayer nos escribió Guzmán, pero hemos disimulado nuestra sorpresa, ya verás qué cara se le queda...

No quise meterme en camisa de once varas, así que me limité a facilitar la logística sin dar mi opinión sobre la posible reacción de Guzmán a la visita.

> Rodri: Ok, a las 8:55h tenéis que estar en la dirección que os pasé por Google Maps, ¿de acuerdo?

Mientras tecleaba el último interrogante, por el otro extremo del comedor apareció Guzmán, con su semblante serio y el pelo alborotado y mojado. Llevaba la misma camiseta por tercer día consecutivo, algo muy extraño en un tipo que, sin ser elegante ni interesarse por la moda, mantenía siempre una cierta dignidad en el atuendo. En cualquier caso, no era el día para recriminarle nada, así que le pregunté qué quería y me encargué de servírselo personalmente.

Al poco rato, ya estábamos de camino al punto de encuentro arrastrando nuestras maletas entre las alborotadas calles de Hanói. Estábamos listos para la aventura, que se anunciaba convulsa. Tras dar nuestros datos al responsable de la agencia que se haría cargo de nuestra estancia en Halong, nos dispusimos a subir a un pequeño autobús con capacidad para catorce personas que, en unas pocas horas, nos llevaría a destino. Al llegar a la puerta del vehículo, me aseguré de entrar primero para ayudar a Guzmán —en caso de que lo necesitara— a pasar el *shock* que iba a suponer ver a sus padres de manera inesperada más de seis meses después de despedirse de ellos en Madrid. Ellos lo sabían todo sobre la situación de su hijo, y él les creía debidamente engañados, por lo que se encontraba en clara desventaja.

Le di los buenos días al conductor mientras subía las maletas con una mano, y aproveché para echar un vistazo rápido al interior del autobús. Pepi y Alfredo aún no estaban allí. De hecho, mi impaciente puntualidad nos convertía en los primeros pasajeros, así que tomamos asiento en el fondo y nos dispusimos a esperar la llegada del resto de la comitiva, compuesta en su mayoría por turistas ajenos a la situación vital de Guzmán, así como de la gota que me disponía a verter en su vaso con la esperanza de no colmarlo. Tras diez minutos completamente solos, empezaron a llegar más viajeros con una ruta idéntica a la nuestra.

Qué rabia me da tener que someterme a un paquete turístico a pesar de intentar por todos los medios salir de los itinerarios habituales. Uno se cree el más original del mundo para terminar siendo un número más en un grupo que cada día cambia de turistas, pero que ofrece invariablemente lo mismo, intentando hacer sentir especial al cliente y dejando insatisfecho al que busca algo más que un carrusel de paisajes tematizados.

En cualquier caso, la bahía de Halong no disponía de más opciones de visita, y dejarnos llevar parecía un buen recurso para sacudirnos el hastío que nos acompañaba desde hacía semanas.

«Estimados pasajeros, en breves momentos saldremos rumbo a Halong, desde donde zarparemos en un exclusivo crucero para surcar las aguas del patrimonio natural más importante de Vietnam.»

Estaba empezando a preocuparme seriamente por el éxito de mi plan, cuando el lacio y canoso pelo de Alfredo asomó por la parte delantera del autobús. Miró hacia nosotros en un estado de evidente nerviosismo. Mientras Guzmán, taciturno, miraba por la ventanilla, sus padres se acercaron torpemente hacia nosotros. Dejé espacio para la sorpresa, y cuando llegaron a nuestra altura, me atreví a dar un pequeño codazo a Guzmán para llamar su atención.

—¡¡¡Buenos días!!! —exclamó Pepi, visiblemente emocionada.

—¡¿Q... qué hacéis aquí?! —La cara de Guzmán era un poema, mezcla de sorpresa e incomprensión.

—Guzmán, hijo, ¿cómo estás? —Alfredo tomó la iniciativa y me abrazó. No le quedaba otra si quería llegar hasta él, ya que yo me interponía entre ambos.

—Pues ahora mismo... alucinando, si os soy sincero. ¿Me podéis explicar qué está pasando?

—Parece que no te alegres de vernos, hijo... Hemos venido a acompañaros en vuestro viaje... Ya sabes, Guzmán, a estar a tu lado en tu viaje —protestó Pepi.

En ese momento, y contra todo pronóstico, mi amigo empezó a llorar desconsoladamente en los brazos de su padre. Acababa de darse cuenta de que sabían todo lo que estaba pasando, y su gran alivio brotó en un mar de lágrimas.

—Lo sabemos todo... hijo... lo sabemos. —Pepi, llorando a moco tendido, apenas era capaz de articular palabra sin que el hipo la interrumpiera.

—Por eso estamos aquí —intercedió su padre, conteniendo a duras penas la emoción—. No podíamos seguir en Madrid mientras tú dabas vueltas por el mundo. Esperamos que lo entiendas, y que no nos juzgues por querer estar contigo.

No podía creer lo que estaba pasando. En menos de un minuto, el impertérrito Guzmán se había desmoronado, liberando de golpe todas las emociones reprimidas hasta entonces.

Durante las horas que duró el trayecto, y aunque no me lo dijo, creo que mi amigo fue profundamente feliz. Me emocionó verle disfrutar de la compañía de sus padres, recuperando una intimidad primigenia a la que nunca debería haber renunciado.

Pasamos unos días maravillosos en Halong. Nos vino muy bien reencontrarnos con caras conocidas, poder hablar sin tapujos de la realidad de Guzmán con sus comprensivos padres, y que él pudiera incluso empezar a despedirse. Procuré darles el máximo espacio posible, y supongo, porque apenas me contaba nada sobre esto, que les puso al día sobre su situación y todo el periplo de su enfermedad, sus miedos y sus fases de asimilación. Aunque él nunca lo reconoció fehacientemente, creo que su familia y el paisaje lograron atenuar su profunda tristeza.

El tiempo transcurría rápido y, tras Halong, pasamos tres noches en Hoi An disfrutando de una antigua ciudad vietnamita convertida en un antro para turistas consumistas, que se hacían trajes a medida y compraban *souvenirs* compulsivamente. Solo la iluminación nocturna a base de coloridos farolillos y los recorridos en barca por el río Thu Bon ofrecían un punto de vista diferente de la ciudad que, si bien no ameritaba una segunda visita, tampoco decepcionaba en la primera.

—Bueno, hijo, nuestra estancia ya toca a su fin —Alfredo tomó la palabra, iniciando la difícil despedida—, pero nos gustaría volver a incorporarnos en algún momento a vuestro viaje, si os apetece.

—Sí, bueno, ya veremos. Os vamos contando —respondió Guzmán inmediatamente.

Mi amigo había tenido la oportunidad de despedirse de sus padres, y no parecía interesado en volver a hacerlo. Pasar dos veces por ese drama en tan poco tiempo era demasiado.

—Gracias por estos días tan estupendos —dijo Pepi, nuevamente emocionada.

Su hijo se iba y tal vez fuera esa la última vez que le iba a ver. La escena era desoladora. Las caras de todos los presentes eran un poema de tristeza e impotencia. Los abrazos entre Guzmán y sus padres parecían eternos, pero su taxi al aeropuerto esperaba, y su vuelta a casa era irremediable.

—¡Rodri! Que te está sonando el móvil. —Alfredo interrumpió su abrazo para alertarme de una llamada entrante.

Era mi padre. Su inoportuno contacto semanal para que le diera el parte del viaje. Decidí ignorarle y responder en otro momento.

Volvió a sonar mientras Pepi hacía una mueca a Alfredo que en ese momento no supe interpretar. Pulsé el botón verde para descolgar.

—¿Qué ocurre, papá?

—Hola, hijo, ¿cómo va todo?

—Todo bien, ¿es urgente?

—Pues, en realidad, un poco. ¿Puedes hablar?

—Eh, claro, dime, ¿qué pasa?

—Bueno, verás, hasta ahora no hemos querido decirte nada, pero hay algo que...

—Hay algo que, ¿qué? ¡Arranca! —No soportaba los acertijos.

—Tu hermana está embarazada.

—¿Qué? ¿Embarazada? Pero ¡qué alegría! ¿Por qué no me lo dijisteis antes? —Sentí una mezcla de felicidad y rabia por estar tan desconectado de todo, incluso de mi familia.

Al otro lado de la línea, mi padre me devolvió un silencio impropio de una conversación alegre. Se puso mi madre al teléfono.

—Hola, hijo, ¿qué tal? Es que teníamos el manos libres... En realidad, Luisa estaba embarazada de siete semanas cuando te fuiste, no quisimos decirte nada para que estuvieras tranquilo y disfrutaras con tu amigo de este viaje tan importante. Todo estaba yendo bien hasta hace dos meses. Tu hermana empezó a encontrarse mal, con muchos dolores y un ligero sangrado, así que fuimos a urgencias. Le dijeron que el bebé era más pequeño de lo habitual y parecía que tenía algún problema de corazón, aunque no podían confirmarlo, pero que nos quedáramos tranquilos porque casi siempre acababa en nada. Tras el episodio, todo volvió a la normalidad y casi nos olvidamos del tema. Le insistimos a Luisa para que te contara que ibas a ser tío, pero ella prefirió llevarlo en secreto hasta el parto.

—Sin embargo, hace dos semanas las cosas se torcieron de nuevo —intervino mi padre.

—Luisa empezó a sangrar abundantemente y tuvo que ingresar en el hospital. Desde entonces ha estado bien, pero los exámenes que le han hecho han confirmado que el bebé viene con problemas y los médicos dudan de que pueda... —se paró en seco, conteniendo las lágrimas—, salir adelante. Dijeron que debía estar hospitalizada un mes para alcanzar la mayor viabilidad posible.

—¿Cómo está Luisa? —acerté a decir.

—Pues muy preocupada y decaída, aunque Pedro no se ha separado de ella, y nosotros tampoco.

Menudo impacto. Me acababa de enterar de que mi hermana estaba embarazada y, encima, que estaba teniendo problemas serios. La vida del bebé corría peligro, y yo sabía que eso implicaba que la de la madre también.

Mientras la escena de Guzmán con sus padres se eternizaba, terminé la conversación con los míos y me despedí de Pepi y Alfredo apresuradamente. Necesitaba tranquilidad para poder decidir con calma qué hacer.

De camino al hotel, mientras Guzmán intentaba darme conversación, yo no paraba de darle vueltas a cómo estaría Luisa. Tenía que estar con ella, por primera vez me necesitaba a su lado.

—Guzmán, ¿podemos hablar un momento?

—Sí, ya sé lo que me vas a decir y, por supuesto, no solo puedes, sino que debes volver a Madrid. Ahora hay alguien que te necesita cerca. —Echaba de menos su clarividencia. Por descontado, sus padres le habían contado la noticia en el momento en que yo me alejé para hablar con los míos. Antes de partir, Pepi y Alfredo se habían puesto en contacto con mis padres para contarles su visita y ellos aprovecharon para informarles de que yo sería tío, pero que parecía que el embarazo no estaba transcurriendo con normalidad. Así pues, decidieron que me llamarían mientras ellos estuvieran con nosotros para poder dar el apoyo que pudiera precisar e incluso quedarse con Guzmán unos días si yo tenía que volver raudo a España.

—Pero...

—Pero nada, Rodri, yo voy a estar bien. Vete tranquilo, ya sabes que sé estar solo, de hecho, me gusta y, si te soy sincero, puede que hasta lo necesite.

—Gracias, amigo, no me quedo muy tranquilo, pero siento que es lo que tengo que hacer.

Nos abrazamos fraternalmente.

Ya en el hotel, compré el primer billete con destino a Madrid, hice la maleta y salí a toda prisa a la calle en busca de un taxi.

Mi último recuerdo de Guzmán fue tirado en la cama, con el móvil en la mano y con una sonrisa tranquilizadora que le agradecí inmensamente. Nos separábamos por primera vez desde hacía seis meses y me daba pánico dejarle solo, pero no me quedaba otra.

Solo esperaba que no fuera la última vez que lo viera con vida.

18

Un año y trece semanas antes del epílogo

SI NO ME HUBIERA QUEDADO SOLO, probablemente no lo habría hecho. Si no hubiera estado tan decepcionado, tampoco habría sucedido lo que sucedió. Pero la realidad en esos momentos era radicalmente opuesta a lo que a mí me hubiera gustado. Y en esa encrucijada en la que me hallaba, solo se me ocurrió tratar de sacarle provecho a la situación. Por eso decidí irme a Sapa e ingresar en un monasterio budista, y por eso tomé la fría, radical y catártica decisión de permanecer en riguroso silencio hasta la vuelta de mi amigo.

Como yo no entendía a los monjes budistas, y ellos a mí tampoco, no era necesaria la comunicación verbal. Los gestos y las señas fueron más que suficientes para cubrir las necesidades básicas durante mi retiro espiritual.

Me asignaron una habitación pequeña, sencilla, confortable y mínimamente iluminada desde cuya ventana podía ver los arrozales. Esta se ubicaba enfrente del escritorio de madera en el que pasaría largas horas transcribiendo, a modo de terapia, todo lo que me había sucedido hasta la fecha, desde que me diagnosticaron la enfermedad.

Me permitieron realizar tres comidas al día, coincidiendo con los estrictos horarios de los monjes. Me concedieron libertad absoluta de movimiento por todo el recinto y, además, si lo consideraba oportuno, podía participar tanto en sus rezos como en las meditaciones y los rituales sagrados. Yo no estaba muy familiarizado con la religión budista, no sabía en qué consistían sus ritos, pero, he de confesar que me sirvieron.

Todo allí me ayudó en algo.

El absoluto silencio, la sensación de relajación permanente, la atmósfera evocadora del monasterio, el aroma a incienso en todas las estancias, la sublime percepción de contemplar cómo el cuerpo y el alma se disocian dejando la mente en reposo dentro de un recipiente fortuitamente corporal... El tiempo pasaba sin darme cuenta, la mente fluía rauda, la vida perdía progresivamente importancia, y la muerte empezaba a cobrar sentido.

Hasta la fecha, todo había resultado ser una huida hacia delante. Desde que me diagnosticaron la enfermedad no había hecho otra cosa que escapar, pero poco a poco esa huida estaba virando hacia una confrontación con la realidad, un hallazgo de sentido. Empezaba a estar, al fin, en paz conmigo mismo y con el mundo. Me sentía plenamente libre para afrontar mi decisión. Sin tener que dar explicaciones a nadie, ni depender de nadie. Me sentía perfectamente solitario, individual y libre para tomar las riendas de lo que me quedaba de vida.

Reconozco que tanto silencio prolongado no era fácil de sobrellevar, y que la mente en ocasiones puede ser muy perversa, pero me sorprendió ver cómo, con un poco de concentración, entrenamiento y voluntad, se pueden lograr conquistas inimaginables.

Fue curioso comprobar cómo, desde mi segundo día en el templo, me entraron ganas de compartir con Rodri todo lo que me estaba ocurriendo. Hubiese querido contarle la decisión que había tomado al entrar en el monasterio de Sapa de hacer una cura de silencio radical, cómo ahora, lejos de huir de mi destino, era capaz de afrontarlo, y explicarle lo maravilloso que suponía sentirse solo. Y cuanto más profundamente comprendía y abrazaba esa soledad, más contradictoria me parecía mi voluntad de romper con ella. Pero lo que en ese preciso momento me hacía ilusión era compartir, hablar, estar en contacto con mi amigo, ser escuchado y escuchar, querer y ser querido.

Esto hizo que casi me estallara la cabeza. No podía descodificar tanta información en tan poco tiempo. Estaba tan seguro de algo... y a los cinco minutos me sorprendía pensando lo contrario, y acababa por ponerlo todo en cuarentena. No se puede dudar tanto, no se puede ser tan cambiante, no hay espacio para tanta incoherencia.

¿O sí?

¿Quizá es de eso de lo que va la vida?

¿Quizá vivir consiste en cuestionar, aprender, desaprender y volver a aprender?

Demasiadas reflexiones en mi cabeza.

Cefalea en el horizonte.

Decidí dormir un rato y parar de pensar, que, al fin y al cabo, es un poco como morir, ¿no?

Era inevitable que, entre todas mis cavilaciones, apareciera mi familia en algún momento. Y pensé mucho en ellos durante los tres días que pasé en aquel monasterio, en ese silencio literal y metafórico, en el que me perdí para acabar encontrándome.

Su visita había sido estremecedora. Primero, la sorpresa al verlos ahí plantados en la puerta del autobús. Luego, el breve pero intenso enfado con Rodri por haber organizado todo esto sin mi consentimiento. Después, el asombro al descubrir que mis padres ya lo sabían y no me habían dicho nada (me habían dejado ir, habían respetado mi decisión, y por mucho que les doliera, me habían concedido el derecho a decidir mi final). Y, por último, tener que pasar de nuevo por otra despedida, ese momento emotivo y lacrimógeno que yo tanto había rehuido.

Eran demasiadas emociones en muy poco tiempo, y demasiado intensas como para poder digerirlas de golpe. Quizá mi subconsciente tomó las riendas en mi mente y lo hizo consciente para que mi destino fuera el que yo necesitaba.

Creo que la razón por la que me sentía tan desapegado de mis padres era que yo nunca llegaría a tener hijos. Tal vez, si la vida me hubiera dado la oportunidad de tenerlos, habría sabido valorar el sacrificio, el esfuerzo, el dolor y las satisfacciones que implica la crianza.

Pero no supe.

De hecho, es posible que la vida me haya dado la oportunidad de ser padre en ocasiones que he desaprovechado. En cualquier caso, yo era lo que en ese momento mismo era, y no había vuelta atrás.

Era consciente de que mis padres habían sufrido mucho por mí. No solo este último año, al conocer mi enfermedad y su irremediable final, sino durante toda su vida. No había sido una persona sencilla, ni de trato afable. No había mostrado nunca mis sentimientos, ni me había abierto a conversar o a compartir los sucesos realmente importantes de mi vida. Siempre fui muy individualista, independiente y solitario. No me interesó jamás la vida en familia, ni las «afinidades electivas», como diría Goethe. Siempre he sido más proclive a elegir mis propias compañías que a recibir las impuestas con brazos abiertos, y aunque no me han durado demasiado, como en el funesto caso de Brenda, las he aprovechado hasta donde he creído —o han creído— conveniente.

¿He sido egoísta?

Sí.

¿He sido ruin, mezquino y miserable?

Probablemente.

¿He sido libre de elegir cómo vivir?

Desde luego.

¿Es eso lo correcto?

Lo dudo mucho.

¿Entonces?

Entonces, ¿qué?

Nada.

Vale.

Todas estas y otras preguntas me venían a la cabeza, y yo me dedicaba a devolverlas, como si de un partido de tenis se tratara: derechas ganadoras, reveses a dos manos, dejadas sutiles, mates definitivos en la red... No dejaba una sola pregunta sin respuesta y eso, paradójicamente, lejos de dejarme tranquilo y satisfecho, me desconcertaba aún más.

¿Cómo era posible que no hubiera hecho antes este ejercicio de introspección, tan válido y necesario para alcanzar una vida plena?

¿Cómo no me había dado cuenta de que esto, pensar en silencio, era tan decisivo para entender la vida?

Pues no lo sé, la verdad.

Quizá nadie me lo enseñó. Quizá no lo quise aprender. Quizá ni siquiera me lo planteé. Pero cada cosa sucede cuando tiene que suceder, y arrepentirse de lo que no se ha sido es, en definitiva, una suprema estupidez.

Los últimos días en el monasterio supusieron una culminación de mi toma de conciencia. Mi tiempo se acababa y había que abordar el tema crucial. Durante largas e intensas horas, mi mente navegó por los océanos de la ausencia de salud, de la pérdida de vitalidad, pero halló puerto en un privilegio. El privilegio de poder decidir sobre mi final.

Aunque a lo largo de mi convalecencia había pasado por varios momentos críticos, no me sentía en un estado basal enfermizo. Cierto es que padecía ciertas limitaciones en mi rutina diaria, tales como cansancio crónico, desajustes gastrointestinales, ausencia de sensibilidad ocasional en algún miembro, minusvalía auditiva reincidente, falta de concentración permanente, e incluso alguna que otra pérdida de memoria puntual... Aun así, estaba siendo capaz de convivir con todo aquello.

Puede que, al ser conocedor del final que me esperaba, no le diera mayor importancia a nada de lo que me sucedía. Lo llevaba bastante bien, y no me suponía una penalidad a la hora de reflexionar, meditar, poner por escrito, e incluso disfrutar con todo lo que sucedía en mi entorno. Pero al final de cada reflexión había siempre, en cada una de las conclusiones, un poso amargo que no lograba desentrañar, y que se iba acumulando en mi interior. Deseaba desprenderme de ese regusto, tan desagradable y nocivo, pero me topaba con la creciente impotencia, que poco a poco me estaba matando.

Como decía Schopenhauer: «La salud no es lo más importante, pero sin ella todo lo demás es nada».

¿De qué me valía tanto viaje, tanto hedonismo, tanta reflexión, tanto sufrimiento, si el final del camino terminaría siendo el mismo de una manera o de otra?

Tremendo, ¿no?

Después de una semana meditando y devanándome los sesos, volvía a la casilla de salida: «Ya que no puedo cambiar nada, voy a disfrutar lo que me quede en este mundo como si no hubiera un mañana».

Y, por un breve y esperanzador momento de felicidad, pensaba que lo estaba haciendo, que sería capaz de ser consecuente, que incluso podría llegar a morirme en paz.

Pero pronto se borraban de mi cabeza todos esos pensamientos de libro de autoayuda y volvía a sentir ese sabor amargo de la derrota. Del que se sabe perdedor haga lo que haga. Del que acaba estrellándose una y otra vez contra el muro infranqueable de la tozuda realidad. Del que fue rey de un castillo de arena que, por muy altos y macizos que fueron sus muros, y profundos e inexpugnables sus fosos, sucumbió ante las olas del mar.

No hay opción, ni esperanza.

Estuve muy cerca de tocar fondo, cuando, como un chaleco salvavidas en mitad de un naufragio, me llegó un mensaje de Rodri: «Ey, tío, ¿cómo vas? Yo por aquí ya lo tengo todo prácticamente resuelto y mañana, si quieres, me puedo coger un vuelo adonde me digas».

Lo normal hubiera sido que nos reencontráramos en Hanói, pero me sentía tan bajo de ánimos y tan al límite de mis fuerzas, que le pedí que viniera a Sapa a buscarme, porque ya no estaba seguro de querer o poder salir por mi propio pie.

Ahora puedo confesar que, en algún que otro momento, se me pasó por la cabeza la opción de continuar con aquellos pequeños, amables y bondadosos monjes budistas hasta el final de mis días. Puede incluso que, si Rodri no me hubiera vuelto a contactar, así lo habría hecho. Pero la realidad quiso ser otra, y lo cierto es que mi amigo acudió a mi rescate sin siquiera imaginar el lamentable estado en el que me encontraba.

Sinceramente, creo que, si él no hubiera venido, yo habría muerto mucho antes, y mucho más triste.

Solo.

19

Un año y doce semanas antes del epílogo

—¡GUZMÁN! POR FIN CONSIGO HABLAR CONTIGO, ¿cómo estás? ¿Y dónde estás? —Me había pasado toda la semana escribiendo y llamando a su móvil, pero siempre estaba extrañamente apagado, lo que, sumado a todo lo que estaba viviendo en mi viaje exprés a España, me tenía en un sinvivir.

—Hola, Rodri, siento haber estado desaparecido. Cuando te marchaste a Madrid, mi cabeza empezó a pensar demasiado y tuve la necesidad de desaparecer, pero debería haberte avisado.

Al otro lado de la línea Guzmán sonaba realmente bajo de ánimo, no era momento de reproches.

—He estado muy preocupado, por un momento incluso pensé que tú...

—Que habría hecho alguna locura, ¿verdad?

—Sí, eso es. ¿Dónde estás?

En cuanto me contó que estaba en un monasterio en el norte de Vietnam, la zona más rural del país, recluido y en silencio, tuve claro que tenía que volver a su lado, así que me dispuse a volver al sudeste asiático con la misma rapidez con la que me había ido. Me di cuenta de la urgencia por su voz y, también, porque ni siquiera se acordó de preguntarme por todo lo que yo había pasado esa semana. Encontré billetes para volar al día siguiente, así que aproveché el último día en Madrid para intentar sacarme una espinita que no me dejaba tranquilo.

Una semana antes

La vuelta a mi casa había sido un choque de realidad. Encontré todo tal y como lo había dejado, pero faltaban muchas cosas... A fin de cuentas, yo no había sido el último en salir de allí. El olor que me recordaba que aquel piso de dos habitaciones en las afueras de Madrid era mi hogar me llevó directamente a recordar la rutina en la que vivía nueve meses antes. Sin embargo, el ver los armarios vacíos, la mesilla de noche cubierta de una capa de polvo y las estanterías con la mitad de los libros me obligó a reflexionar sobre lo que estaba haciendo con mi vida. Traté de aferrarme al verdadero motivo de mi viaje a Madrid para no perder el control de mis emociones, pero cada vivencia aquella semana de septiembre, y en especial todo lo que acontecía dentro de los cuatro muros que antaño salvaguardaban nuestra intimidad, la de Clara y la mía, me hundía un poco más en la derrota que en ese momento sentía.

Lo primero que hice al llegar fue ir a visitar a mi hermana. Desde el aeropuerto de Barajas, y con el colocón habitual de un vuelo eterno y un *jet lag* a modo de resaca, cogí un taxi hasta el hospital. En el trayecto de apenas diez minutos tuve el tiempo justo para llamar a Pedro, mi cuñado, para que me confirmara la habitación en la que Luisa vivía desde hacía ya varios días.

—¡Luisa! ¿Cómo no me habías contado nada de esto? —le reproché nada más entrar mientras le daba un abrazo mostrando mi preocupación.

—Hola, Rodri, siento no habértelo dicho antes de que te marcharas, pero me pareció muy poco oportuno quitarle protagonismo a Guzmán. No esperaba que las cosas se torcieran de esta manera. Te agradezco mucho que hayas venido, hermanito, ¿podrás perdonarme?

Luisa, postrada en la camilla, mostraba evidentes signos de cansancio y preocupación, y su voz sonaba débil.

—¡Cómo no iba a venir! A veces tienes unas cosas... ¿Cómo estás? ¿Y cómo está mi sobrino? ¿Qué te han dicho los médicos?

—Las cosas no están yendo bien, Rodri, ya te lo habrán contado papá y mamá. Sinceramente, estoy agotada, y con mucho miedo. Ya sabes que Pedro y yo deseábamos este bebé desde hace mucho, y no creo que sea capaz de superarlo si la cosa no...

—Tranquila, Luisa, seguro que todo va a ir bien. ¿Cuál es el plan?

—Nos han dicho que, si las pruebas de hoy salen bien, mañana inducirán el parto y operarán al bebé del corazón. Es una cirugía a vida o muerte y han venido especialistas de otros centros para ayudar. Al parecer es un caso excepcional.

Pedro, que había permanecido inanimado en una esquina de la habitación y que, con el estrés y el insomnio de los últimos días, parecía un zombi, intervino:

—Si os parece, voy a pasar por casa a ducharme y a coger ropa limpia. ¿Hay algo que necesitéis?

Las siguientes veinticuatro horas fueron agotadoras. Tras mi paso fugaz por casa, no me moví de la habitación del hospital, permitiendo que Pedro pudiera ir y venir con libertad de su casa, y ahorrándoles horas de vigilia a mis padres. En un ingreso, el bienestar del paciente es lo principal, pero cuidar al cuidador no es menos importante. Además, quedaba un largo camino por recorrer una vez se desencadenara el parto. Tantas horas junto a Luisa nos permitió ponernos al día, y pude contarle lo que había pasado en los últimos meses. Guzmán y Luisa se conocían de siempre y se tenían mucho cariño, y mi hermana no pudo evitar emocionarse mientras le contaba la historia que, en parte, narraba la desdicha de mi amigo, pero también su valentía y su determinación al lidiar con su anunciado final. Cuando estaba a punto de hablarle de la visita sorpresa que le hicieron sus padres, alguien llamó a la puerta de la habitación, que se abrió acto seguido con cortés lentitud. Era el equipo médico al completo.

De los tres médicos que entraron con sus batas blancas, tomó la palabra una de las dos mujeres, la más joven:

—Luisa, ya tenemos los resultados, ¿podemos hablar un momento?

—Claro —respondió ella con una expresión que delataba sus nervios.

—Disculpe la interrupción —dijo la doctora, dirigiéndose a mí—, ¿le importa dejarnos solos con Luisa?

Antes de que yo pudiera responder, Luisa les explicó que yo era su hermano y que era médico.

—Entonces, ¿prefieres que se quede?

Luisa asintió enérgicamente, evidenciando la impaciencia por acabar con la incertidumbre sobre su futuro y el de su bebé, al que ni siquiera había querido poner nombre hasta estar segura de tenerlo sano y salvo en sus brazos.

—De acuerdo. Intentaremos ser lo menos técnicos posible. La analítica de sangre demuestra que estás sangrando, y la monitorización del bebé indica que padece sufrimiento fetal extremo. Detectamos su latido, pero se está enlenteciendo. No podemos esperar más, te vamos a intervenir. Tenemos el quirófano listo y los cirujanos cardiacos están a punto de llegar.

—¡Dios mío! Debo llamar a Pedro para decírselo, ¿cuánto tiempo tengo? —La angustia se estaba apoderando de mi hermana.

Le cogí la mano y tomé la iniciativa:

—No te preocupes, tú sigue las instrucciones de los médicos, que yo me encargo de avisar a Pedro y a nuestros padres.

Noté que palidecía ante la posibilidad de entrar en quirófano sin que estuviera su compañero de vida, así que, sin esperar a que el equipo médico terminara su explicación, salí de la habitación para hacer las llamadas pertinentes.

—Luisa, tenemos que darnos prisa, no sabemos si estamos a tiempo, cada minuto es crítico. —El mayor de los médicos allí presentes habló por primera vez justo cuando yo regresaba a la habitación.

Mi hermana, que en ese momento firmaba los consentimientos con mano temblorosa, me lanzó una mirada interrogativa.

—Papá y mamá están de camino.

—¿Y Pedro?

—No he conseguido contactar con él, no me lo coge... Le he dejado un mensaje. Pero no me voy a despegar de tu lado hasta que llegue.

Luisa no volvió a hablar hasta que no escuchó el llanto de su hijo. La subieron al quirófano cogida de mi mano. Lloró como nunca la había visto hacerlo. Se sintió abandonada en el momento más importante de su vida.

Pedro, agotado, se había quedado irremediablemente dormido en el sofá mientras esperaba a que el café que se había preparado se enfriara un poco. Con el parto programado para el día siguiente, y previendo un encierro hospitalario de varios días, había ido a casa a recoger ropa limpia y algunas cosas que habían comprado para el bebé. Como desde el principio del embarazo había habido problemas, apenas le habían contado a nadie su situación de buena esperanza, y solo se habían atrevido a comprar una cuna, un carro, pañales y algo de ropa. No aceptaron ningún tipo de regalo. No querían ilusionarse con formar una familia hasta que eso no ocurriera de verdad. Si todo se torcía, no les costaría dar carpetazo a esos cuatro enseres e intentar sobrellevar el duelo lo mejor posible. Luisa y Pedro, que se habían despedido mecánicamente con un beso en la mejilla a las 14:34, ignoraban que ese mismo 2 de septiembre, a las 17:43, nacería su hijo.

Cuando se volvieron a ver, después de un cotidiano «hasta ahora», ya eran padres *de facto*. Un milagro de la medicina obró que, tras 48 horas de intervenciones, tanto Luisa como su bebé llegaran sanos y salvos a la habitación.

Aunque con cierto remordimiento por no ser yo quien debía estar ahí, no olvidaré nunca el privilegio que tuve de presenciar la llegada al mundo de mi sobrino, Guzmán. El hecho de no haber dejado sola a mi hermana ni un instante durante esos momentos tan críticos fortaleció para siempre nuestro vínculo, pero el poso que le quedó a Luisa tras la ausencia de su marido durante el parto la distanció de Pedro irracionalmente justo cuando más cercanos debían estar. Ambos sabían que no había intencionalidad en lo que pasó aquel día, pero la razón y la emoción no siempre tienen por qué seguir los mismos derroteros. Aquella mala experiencia fue el germen que irremediablemente terminaría por romper su relación cuatro años y dos hijos más tarde.

Mientras el gran entuerto, el que me había hecho volar a Madrid, se resolvía, aproveché algunas horas libres para acercarme a mi hospital para comprobar que todo seguía en orden. Tal y como había imaginado, se demostró que nadie era imprescindible, porque el servicio funcionaba tan bien como siempre, sin Antonia y sin mí. La imagen de Guzmán se interpuso en mi cabeza entre mi trabajo y mi tiempo. A mi amigo se le estaba escapando la vida antes de los cuarenta. Más de la mitad los había dedicado a priorizar, a veces a tiempo completo, su desempeño laboral.

¿Cuántas horas perdíamos innecesariamente?

¿Cuánto pagaría Guzmán por un día más de vida, de esos que perdió por trabajar?

Al volver a casa, comprobé que no hubiera nada urgente en el buzón, recuperé la copia de las llaves que Clara había dado al portero, y me preparé para volver junto a Guzmán al día siguiente.

Pero todavía me quedaba algo por resolver. Esta vez sin trucos, cogí mi móvil y marqué los nueve números que me separaban de Clara.

—¿Sí? ¿Rodrigo?

—Hola, Clara, ¿cómo te va?

—Eh... bien, bien, estoy... estoy tomando algo, ¿te puedo llamar luego?

—La verdad es que, si no te importa, me gustaría robarte veinte segundos. Estoy en Madrid, pero mañana me vuelvo a ir. No sé cuándo volveré, pero me gustaría verte. Hoy.

—¿Hoy? ¿Tú te crees que puedes llegar y disponer de mi tiempo así?

—No, no lo creo, pero o es hoy, o ya no sé si será. Entiendo que no quieras, y que no me respondieras a mi último email, pero no quería dejar de verte y hablar de nosotros como es debido, cara a cara.

Y tras un silencio que se me hizo eterno:

—De acuerdo, me libero y a partir de las ocho estaré donde me digas.

«Donde me digas» resultó ser nuestra casa, y para cenar. No quería que nos citáramos en cualquier bar, restaurante o parque a merced de miradas ajenas que pudieran romper el hechizo de aquel reencuentro.

Al día siguiente, dispuse de las veinte horas de viaje para hacer una reflexión vital sobre todo lo que había ocurrido. Apenas había podido dormir por la ansiedad anticipatoria de todo lo que tenía que contarle a Guzmán, y del giro que estaba dando mi vida. De repente me di cuenta de que mis prioridades habían cambiado de la noche a la mañana.

—¿Y Clara?

Guzmán escuchó pacientemente todo lo que quería contarle, y que había transcrito en una libreta. Apenas había dormido durante los vuelos, pero cuando llegué a Hanói sentí paz mental. Nada más aterrizar, me dirigí a la estación de tren y compré los billetes para viajar toda la noche en busca de mi amigo. Al verle, nos abrazamos como jamás lo habíamos hecho. Sentí que no podía volver a abandonarle. La escapada a Madrid me había recordado que entre mis prioridades estaba Guzmán, y que me necesitaba ahora más que nunca.

—Con Clara está todo bien, normal. Ha seguido conociendo al chico que te conté y no es feliz, pero le está ayudando a superar lo nuestro. Pasamos una noche estupenda. Nos acostamos, sí, pero también recordamos quiénes fuimos, quiénes habíamos dejado de ser y lo mucho que nos queríamos. Le juré que jamás la dejaría salir de mi vida, le preparé el último desayuno en nuestra casa y nos abrazamos durante más de una hora para despedirnos.

—¿Tú de verdad estás bien, Rodri?

—No estoy al cien por cien, pero hacía tiempo que no estaba así de bien. Estoy donde quiero estar y con quien quiero estar. —Mi cansancio era tanto físico como psicológico, y que tuviera la mente despejada era justo lo que Guzmán necesitaba de mí—. ¿Has pensado ya en nuestro siguiente destino, o te has convertido al budismo y te quedas aquí?

Por primera vez desde hacía meses, Guzmán esbozó una tímida sonrisa que se me contagió al instante. Aún teníamos muchas heridas que sanar juntos, pero nos teníamos el uno al otro.

20

Un año y seis semanas antes del epílogo

«TENGO LA IMPRESIÓN de que te estoy arrastrando, injustamente, hacia un abismo en el que no mereces estar».

Con esa demoledora confesión comenzó la conversación que mantuve con Rodri mientras salíamos del monasterio budista de Sapa, dirección a Ho Chi Minh.

Me había contado lo de su hermana, lo de su sobrino y también su fugaz e intenso reencuentro con Clara. Y en ese momento tuve la certeza de que mi egoísmo le estaba destrozando la vida. Podía dudar de muchas cosas, pero estaba convencido de que en esto, desde luego, no consistía la amistad.

He de reconocer que a mí me iba perfecto dejarle hablar, escucharle, tratar de ponerme en su lugar e incluso poder darle algún consejo o aportarle alguna reflexión que le fuera de ayuda.

Todo ello me servía para no pensar.

Ya había rumiado lo suficiente durante mi encierro monástico como para seguir dándoles vueltas a mis problemas. Escuchando a Rodri, me abstraía de mi situación y me sentía útil de nuevo, aunque fuera por un momento. Pero al poco rato, como un desagradable recordatorio de la realidad, tenía la decepcionante impresión de que estaba jodiéndole la existencia con este dichoso viaje. Él lo percibió, y trató de exonerarme.

—Que te quede bien claro que me infantilizas dándome a entender que no soy dueño de mis actos —dijo de la forma más directa posible.

—Perdona, no era mi intención en ningún caso —dije para intentar reconducir la situación—, lo que pretendía explicarte era que a lo mejor no ha sido una buena idea todo esto del viaje. Y no sé cómo decírtelo para que no me odies.

—Guzmán. Vamos a dejarlo claro de una vez por todas. Tú te mueres, ¿correcto?

—Sí.

—Bien. Eso lo sabes tú, lo sé yo y lo saben todas las personas que te quieren —continuó con su irrefutable reflexión—. Te vas a morir, y cuando eso suceda, yo nunca me voy a arrepentir de haber estado a tu lado hasta el final —razonó, en un alarde de elocuencia de la que yo no era capaz, y por la que le admiraba.

—¿A pesar de todos los daños colaterales? —le pregunté para comprobar si su postura era inamovible.

—No hay daños colaterales, Guzmán —dijo muy serio—, son situaciones vitales ineludibles que de una u otra forma tenían que suceder, independientemente de nuestro viaje.

—Pero Clara... y tu sobrino... —Le estaba poniendo a prueba.

—Mira, Clara está haciendo lo que considera oportuno y yo estoy haciendo lo que quiero hacer. Mi sobrino goza de buena salud y a mi vuelta tendré tiempo de sobra para cuidarle y quererle como se merece. Mi relación con mi hermana, si es eso lo que te preocupa, está más fortalecida que nunca.

—Me alegro entonces, Rodri, de verdad, no quiero que esto...

Me cortó de golpe.

—¡Esto es lo que yo he elegido libremente y será así hasta el final! ¿Estamos?

—Estamos —zanjé yo, temiendo que se fuera a torcer la cosa.

Esa conversación fue más que suficiente para entender que a Rodri jamás le iría mal en la vida, ni siquiera por mi culpa. Era de esas personas —escasas, por desgracia— que consiguen adaptar la realidad al relato, y no al revés, como es habitual. Y por eso, entre otras cosas, era mi mejor amigo. Esa habilidad suya para darle la vuelta a la tortilla, para conseguir que el viento le fuera siempre de popa, para autoconvencerse y convencer a los que estábamos a su lado de que la vida podía ser maravillosa, era encomiable y ejemplarizante. Harían falta muchos Rodris para que el mundo fuera un lugar más amable.

Pero lo más curioso era que encima tenía razón.

Por eso quería acabar mi vida junto a él. Porque de la misma manera que las desgracias y las penas se contagian, también lo hacen la vitalidad, la ilusión y las alegrías.

Yo no estaba en mi mejor momento que se diga, pero junto a Rodri todo parecía volver a tener sentido. Estaba convencido de que aún nos quedaban algunos baches por superar, pero apoyándonos mutuamente todo eso eran minucias. Al final todo iba a salir bien...

—¿Te apetece conocer Ho Chi Minh? —le dije a Rodri, atento a su reacción para saber si mi propuesta era acertada.

—Lo que tú hagas bien hecho está —contestó como si ya tuviera la respuesta preparada.

—En ese caso, no hay más que hablar —confirmé con la seguridad que da sentirse al lado de alguien que te apoya incondicionalmente.

En Ho Chi Minh pudimos adentrarnos por aquellos angostos e insalubres túneles excavados, y navegar por esos ríos y canales selváticos, que tan bien retratados estaban en *Apocalypse Now.*

Tanto Rodri como yo teníamos el pleno convencimiento de que el mundo estaba en constante cambio y evolución. Creíamos, torpe y erróneamente, que ya no veríamos más guerras o conflictos bélicos tan desastrosos en términos de vidas humanas perdidas, países y sociedades destruidas e hipotecadas durante varias generaciones, y que la conciencia social estaba cada vez más convencida de que mediante el uso de la fuerza no podía construirse un mundo mejor, sino solo a la medida de los conquistadores.

Eso creíamos ingenuamente, que aquello era algo que pertenecía al pasado y que ya habíamos superado. Pero no éramos más que niños ingenuos, mimados por la vida.

Tan solo dos meses después de iniciar nuestro viaje, estalló una guerra de magnitudes insospechadas en la frontera oriental de Europa con Asia, que demostraba lo poco que había prevalecido el ejemplo de la guerra de Vietnam y las que la siguieron, y lo infinitamente estúpido que es el género humano a la hora de aprender de su pasado. En esas circunstancias resultaba difícil dar por zanjada la enajenación mental del hombre.

En esos vericuetos nos encontrábamos, cruzando un pequeño río en mitad de la selva, cuando empecé a encontrarme mal.

Esta vez era distinto, no era como la sensación que tuve en el Vaticano o como la sordera que padecí en EE.UU. No. En esta ocasión sentía como si mi cuerpo no respondiera. Me estaba quedando paralizado. Estaba perdiendo la fuerza y el control, tanto de los miembros superiores como de los inferiores. No entendía nada de lo que me ocurría, pero sabía que, si no hacía algo, me iba a desplomar allí mismo.

—Rodri, sujétame que me caigo —le dije mirándole fijamente a la cara con gesto de pánico.

—Ey, ey, ey. ¿Qué pasa, tío? —me preguntó mientras me sostenía los brazos para contrarrestar el desequilibrio repentino de mi cuerpo.

—Pues te va a parecer una mamarrachada justo aquí y ahora, pero... ¡no siento las piernas! —acerté a decir, burlándome de mi desgracia.

—Tranquilo, Rambo, tranquilo —me contestó mi amigo imitando la voz de Juan Luis Guerra en «El Niágara en bicicleta».

Nos abrazamos sin saber bien qué pintábamos en una balsa de madera en medio de la selva vietnamita, riendo y llorando al mismo tiempo como si el mundo se fuera a acabar allí mismo, como si no hubiera nada más relevante que hacer en la vida que desafiar al destino con nuestra desvergonzada osadía.

Sin ninguna duda, ese fue uno de los momentos más surrealistas y divertidos que vivimos en ese último año, y el que mejor resumía nuestro viaje hacia mi irremediable final.

Y aunque nadie lograra llegar a entenderlo nunca, seguiría diciendo que fue en ese preciso momento —como dice la canción de Loquillo— «cuando fuimos los mejores...».

Ese mágico instante se esfumó y, aunque nunca lo olvidaremos, la terca realidad se impuso con su dosis de crueldad y no se apiadó de mí por más tiempo.

Supuso toda una odisea, para Rodri y para el guía turístico que nos acompañaba sin entender palabra, sacarme de aquella barca de madera, transportarme por las enfangadas orillas del río y subirme a un taxi al llegar a la carretera para que me llevara al hospital más cercano.

Rodri tomó, como siempre, el control de la situación. Fue sacando uno a uno todos los documentos que llevaba en su mochila con mi historial, e informó a los médicos, con gran paciencia y pedagogía, acerca de la enfermedad que yo padecía.

Allí, evidentemente, poco pudieron hacer al respecto, más que estabilizar mis constantes, evitar que fuese a mayores el fallo sistémico que sufría, e informarme de que no tenían ni la más repajolera idea de cómo evolucionaría la situación. Algo que, por otra parte, ya sabíamos desde hacía casi un año.

La realidad era que, por el momento, me encontraba postrado en una silla de ruedas, con la movilidad de mi tren inferior totalmente disfuncional y la de mi mitad superior muy limitada. Menos mal que la cabeza aún me respondía. Podía mover el cuello, la boca, los ojos... Podía hablar, pensar con claridad y expresar mis emociones, pero de cintura para abajo no notaba nada, los brazos estaban casi inertes y tan solo las manos me respondían de vez en cuando.

Con todo esto, la cosa estaba para pocas bromas. Me dejaron ingresado un par de días en el hospital de Ho Chi Minh para observar mi evolución, y cuando el susto inicial quedó superado y tuve tiempo de valorar la situación, quise tantear a Rodri para ver qué opinaba él al respecto.

—Se acabó, ¿verdad? —dije sin más preámbulos.

—¿El qué se acabó? —contestó él con otra pregunta que más bien parecía una respuesta.

—Mi movilidad, mi calidad de vida, nuestro viaje... No sé, tío, igual ya es hora de volver a casa, ¿no?

—¿Es eso lo que de verdad quieres, Guzmán?

Rodri intentaba ser respetuoso, pero no hacía falta ser un lince para inferir lo que pretendía.

—¡No! —contesté de la forma más rotunda que pude—. Claro que no es lo que quiero, pero yo ya no tengo fuerzas, ni vergüenza para pedirte que sigamos en estas condiciones.

—Guzmán, te lo vuelvo a decir, y esto ya lo hemos hablado. Yo voy a estar hasta el final, sea el que sea, y sea donde sea. Sabía perfectamente a lo que me atenía cuando te dije que sí en Madrid. Ya contaba con que esto pudiera ocurrir en algún momento. De hecho, te confieso que me sorprende que haya sido tan tarde. Por lo tanto, a no ser que me digas ahora mismo lo contrario, yo me voy a quedar aquí contigo.

—*Cagüen*... —No sabía bien cómo decirle lo que tenía en mente. Tenía ya el siguiente destino planificado, y me moría de ganas de ir, pero es que era tan... imposible en las circunstancias actuales, que no sabía cómo plantearlo sin que pareciera que había perdido definitivamente la cabeza—. Si te digo una locura ahora mismo, tienes permiso para mandarme a la mier...

—Déjate de misterios. ¿Adónde quieres ir a parar? —cortó por lo sano, sin darme opción a más rodeos.

—Bueno, querer, querer... Vamos a ver, lo que pretendía era que fuéramos a Egipto antes de que pasara todo esto, pero vamos, que entiendo que en estas circunstancias te parezca una temeridad y, por supuesto, estás en tu derecho de negarte. Yo lo entiendo.

—¡¿Egipto?! —dijo Rodrigo con una mezcla de asombro e incredulidad—. Pero ¿tú estás...? —se cortó de golpe.

Aquel instante de silencio fue el más tenso que recuerdo de todo el viaje, y a la vez lo revivo como el mejor preludio posible al epílogo perfecto.

—¡Hecho! —confirmó mientras se daba la vuelta para ir a solicitar mi alta en admisión.

Me quedé solo en aquella habitación de hospital con una sonrisa en la cara, y la reconfortante sensación de comprobar que el que tiene un amigo tiene un tesoro.

ACEPTACIÓN

Los libros solo se escriben para,
por encima del propio aliento,
unir a los seres humanos,
y así defendernos frente al inexorable
reverso de toda existencia:
la fugacidad y el olvido.

STEFAN ZWEIG

21

Un año y cuatro semanas antes del epílogo

EL VUELO QUE NOS LLEVÓ A EL CAIRO desde Hanói se antojaba agotador. Sin embargo, nada más llegar a la puerta de embarque, el destino y, por supuesto, la generosidad de la aerolínea hicieron que voláramos en primera clase, facilitando enormemente la complicada logística de Guzmán. Aun así, llegar al hotel fue toda una odisea. El Cairo no estaba preparado para una silla de ruedas y los desplazamientos exigían, en muchas ocasiones, que tuviera que coger en brazos a Guzmán para, por ejemplo, poder meterle en un coche o subir un tramo de escaleras ineludible. Aunque antaño llevar en volandas a mi amigo hubiera sido una misión imposible, la pérdida de peso continua por el avance de su enfermedad hacía que cada vez me costara menos levantar aquel cuerpo huesudo que apenas alcanzaba los cincuenta kilos.

—Cuando vuelvas al hospital no te van a reconocer, Rodri, te estás mazando gracias a mí.

—Desde luego, eres mi gimnasio particular, pero tienes que intentar comer un poco más, te estás quedando en nada. —No era la primera vez que le insistía en eso, aunque sabía que estar en una silla de ruedas hacía que el cuerpo gastara menos energía y precisara de menos alimentos, inhibiendo así el estímulo natural del hambre.

—¿Qué me tienes preparado para hoy?

—Si no estás cansado, había pensado que podíamos ir a ver el bazar de Jan el-Jalili. Puede ser un poco caótico, pero será divertido.

—Rodri, ¿con la silla?

—Salvo que puedas levantarte y andar, claro, con la silla.

La aventura por el bazar fue un poco agobiante, pero no paramos de reír. Cuando nos subimos al taxi y le pedimos al conductor que nos llevara hasta allí, su cara era un poema. No daba crédito a que nuestra intención fuera ir al sitio más concurrido y menos accesible de todo el país. Avanzábamos muy lentos entre los cientos de puestos que laberínticamente se entrelazaban, sorteando motos, carros, niños, ancianos y todo tipo de animales que merodeaban por ahí. Finalmente, tras comprar algún *souvenir* por insistencia de los mercaderes, llegamos a un salón de té en el que pudimos descansar, y donde Guzmán se emperró en fumar una *shisha*.

—¿Una *shisha*, Guzmán? Si tú no sabes ni fumar.

—Deja que me dé el capricho, ¿no?, intentaré no sofocarme. ¿Algún sabor en especial?

Recordaba muy bien la última vez que había fumado en un cacharro de esos. Había sido con Clara en una calurosa noche de verano en Madrid. Era miércoles, pero qué más daba, ¿acaso no podíamos salir a dar una vuelta y lo que surgiera? Los días de entresemana son igualmente válidos —yo diría que mejores— para disfrutar de las ciudades, en contraposición a los fines de semana, cuando estas se abarrotan y hacen del deseo de cenar en cualquier restaurante un combate de lucha libre y una prueba de paciencia. Así pues, aquel miércoles de junio, Clara y yo salimos de casa sobre las ocho de la tarde. Estuvimos tomando un vermut por las calles aledañas a la plaza Mayor para después deleitarnos con algunos de los más clásicos bocados del centro de la capital, un bocata de calamares, unas bravas, unas gambas al ajillo... Tras la tercera combinación de caña y tapa, nos quedamos saciados, así que era el momento de decidir si volver a casa o adentrarnos en la noche por el derrotero de la madrugada, rumbo a una resaca garantizada. Mientras decidíamos, nos topamos con un local cuya decoración le transportaba a uno hasta el mismísimo Marrakech. Miré a Clara y, sin necesidad de que me dijera nada, entré para pedir mesa.

No hay lenguaje más rico en matices que el no verbal de las parejas; ese idioma único que solo se habla en un país de dos personas, y que se pierde para siempre cuando una relación se rompe, quedando como testigo de la complicidad un fantasma que reaparece en sueños disfrazados de pesadilla, o en divagaciones que retrotraen a un instante compartido, o a un objeto tan trivial como una simple *shisha*.

—¡Rodri!

—¿Qué pasa? —me sobresalté

—Macho, que estás en la parra, ¿en qué pensabas?

—Nada, tenía la mente en blanco.

—No se puede tener la mente en blanco así sin más, requiere de mucha voluntad. Parece mentira que seas médico. Claro que si no me lo quieres contar...

—Estaba pensando en la vida que tenía hace un año, los planes que hacía, el trabajo...

—No sé si te ha sentado bien la escapadita a Madrid; empiezo a pensar que echas de menos algunas cosas.

—Bueno, claro que echo de menos cosas, lo que no quiere decir que no esté a gusto aquí, ¿qué hay de malo en echar de menos?

Guzmán no quiso seguir profundizando en mi ligera sensación de vacío, y se lo agradecí. Estaba seguro de que entendía lo que me pasaba y, de todos modos, era probable que me sacara el tema en los próximos días. Quizá entonces a mí me apeteciera hablar un poco más, o hubiera podido hacer más introspección y ser capaz de expresar mis sentimientos. Aunque no sabía cuándo tocaría volver a casa, ya que esa batuta la llevaba Guzmán, tarde o temprano tendría que enfrentarme a un retorno familiar, social y laboral que me generaba cierta aprensión... Y también emocional, y eso tampoco me apetecía lo más mínimo. Le había prometido a Clara no echar a perder la relación, pero durante las semanas posteriores a nuestra apocalíptica despedida, me habían venido muchos recuerdos a la cabeza que, como el del salón de té, me dejaban en la añoranza y la tristeza. A eso se sumaba el giro en el orden de prioridades que me había llevado a desconectar de mi familia, con los que apenas hablaba, y del hospital, donde mi ausencia parecía haber sentado hasta bien. Vamos, una jubilación de la vida al completo, pero sin haber pasado los cuarenta. Y a todo esto se sumaba la incertidumbre de la situación de Guzmán, a quien veía envejecer cada día sin ser aún totalmente consciente de que se marchaba.

Tras salir del bazar, le propuse a mi amigo acercarnos a las pirámides. Me apetecía ver el atardecer allí para rematar mi melancolía. Contactamos de nuevo con nuestro taxista al que, tras haber sido de gran ayuda con las evidentes dificultades de movilidad de mi amigo, le había pedido el número de teléfono. Treinta minutos después, nos dejó en la entrada a la única maravilla del mundo antiguo que aún quedaba en pie.

El plan no era hacer la visita turística a las pirámides, sino simplemente tomar unas cervezas contemplando aquella vista única. Me acerqué a la tienda más cercana y compré un par de latas.

—Rodri, apenas te he preguntado sobre esto porque me da la sensación de que no has pensado demasiado en ello, pero estos meses tan alejados de la vida real, ¿te han hecho plantearte algunos cambios?

—¿A qué nivel?

—Bueno, a todos, pero sobre todo a nivel laboral. Antes de venir aquí, tu vida era el hospital, y estaba muy enfocada a crecer profesionalmente, pero no has mencionado el tema ni una sola vez desde que empezamos el viaje.

—Pues la verdad es que no lo he pensado concretamente, pero sí, tengo claro que las cosas no van a seguir como antes. Todo lo que tu enfermedad me está enseñando ha hecho que me plantee la vida de otra manera. Creo que estamos demasiado orientados al trabajo como forma de vida, y solo cuando uno se ve en la recta final se da cuenta de todo lo que ha perdido por haberse dedicado a eso en exceso. Mi profesión me encanta, pero mi vida me gusta más, y de repente, cuando me paro a pensarlo, resulta que sé las metas laborales que quiero alcanzar, pero ni siquiera me he planteado las personales.

—¿Te gustaría tener hijos, por ejemplo? —La pregunta me dejó algo intranquilo. Por un lado, me encantaría haberla respondido con sinceridad, pero, por otro, Guzmán se encontraba en el final de la vida, y era un objetivo inalcanzable para él.

—Supongo que sí, pero tampoco de cualquier manera. ¿Y tú?

—Bueno, yo más que querer, que habría querido, ahora mismo me arrepiento de no haberlo hecho, pero es un poco tarde para pensar en eso.

—¿Y qué otras cosas habrías querido hacer y no has hecho?

El sol caía entre Keops y Kefrén, mientras apurábamos la primera cerveza con una conversación de un calado difícil de olvidar. Mi amigo Guzmán, en sus últimas semanas de vida, estaba dispuesto a compartir conmigo todas las verdades existenciales.

—Hay tres cosas de las que me arrepiento en esta vida: no haber cuidado más a las personas que quiero, pasando más tiempo con ellas; no haber sido capaz de formar una familia y haberme dejado llevar en exceso por la emoción de la novedad que me ha abocado a una soledad incómoda; y no haber disfrutado un poco cada día de mis aficiones.

—¿Y crees de verdad que no lo has intentado?

—Lo he intentado sobre el papel, Rodri, pero debería haberle puesto tanto ahínco como el que le dediqué a mi trabajo: hasta el último aliento. Puse mi empeño en el lugar equivocado y, ahora sí, me arrepiento. ¡Mírame! He tenido que recurrir a mi pobre amigo para mi viaje final, en lugar de a una pareja, o a un hijo. De hecho, creo que tomé la decisión de no tratarme por no haberme encontrado, por estar siempre fuera de juego.

Todo lo que Guzmán me estaba contando resonaba automáticamente con mi vida en Madrid. ¿Estaba yo cometiendo los mismos errores? ¿Estaba siempre fuera de juego? Ni siquiera me había interesado por Luisa desde que mi regreso —a pesar de que prometí hacerlo— había vuelto a la rutina del wasap semanal con mis padres, y lo último que me apetecía era saber nada del hospital. Tenía que ir resolviendo todos estos asuntos pendientes antes de volver a casa, pero ni siquiera era consciente del camino que tenía que seguir para hacerlo. Tenía claro que el viaje que Guzmán me propuso en su momento sería tan trascendental para él como para mí, pero yo debía sacar una enseñanza y aplicarla para no caer en los mismos errores.

—Empieza a refrescar, Rodri, quizá sea buen momento para volver al hotel. —Tras un silencio reflexivo, Guzmán accedió a zanjar la conversación. En el fondo, y pese a su aparente tranquilidad, sé que esas reflexiones le carcomían por dentro, y lo que es peor, lo hacían sin posibilidad de poder subsanar aquello en lo que había errado.

—Ahora mismo llamo a Alí. Además, nos vendrá bien descansar, mañana partimos rumbo a Luxor, y ya sabes lo que eso significa.

Los cuarenta minutos de recorrido a nuestro hotel en el centro de El Cairo fueron tan divertidos como aterradores. A pesar de la destreza de Alí por aquellas carreteras sin normas viales, estuvimos a punto de chocar en varias ocasiones. En cualquier caso, llegamos vivos a nuestro alojamiento, subí a Guzmán en su silla hasta la cuarta planta y le ayudé a acostarse. Antes de que yo me hubiera puesto el pijama, cayó rendido en un profundo sueño. Aproveché para salir a la terraza con vistas a la parte antigua de la ciudad. Allí, con un *skyline* perfilado a base de minaretes, reflexioné sobre todo lo que habíamos hablado aquella tarde, y empecé a ordenar mis ideas para una vuelta ya no tan lejana. Al son de los ronquidos de Guzmán, me fue entrando el sueño poco a poco, así que volví a la habitación, me metí en la cama y puse el despertador con antelación suficiente para no perder el vuelo del día siguiente. Aunque viajar con Guzmán suponía un esfuerzo físico considerable, me hacía una ilusión tremenda recorrer el Nilo, así que intenté relajarme para quedarme dormido lo antes posible, y para que las horas hasta nuestro siguiente destino corrieran más rápido.

A la mañana siguiente, nos desperezamos con la prisa que da la excitación y pusimos rumbo al aeropuerto internacional de El Cairo. Gracias al protocolo de atención prioritaria al que empezábamos a acostumbrarnos, solo cuatro horas después de abrir los ojos teníamos los cinturones abrochados y se cerraban las puertas del avión. Nos aguardaba un nuevo destino, y una nueva aventura. Lo que no sabíamos era que ese destino y esa aventura iban a ser los últimos que mi amigo disfrutara con vida.

22

Un año y cuatro semanas antes del epílogo

DESDE QUE ATERRIZAMOS EN EGIPTO, mis pensamientos oscilaban entre la incomodidad por la pérdida de calidad de vida que suponía estar permanentemente postrado en una silla de ruedas, y la sensación de deuda contraída por la infinita generosidad de mi amigo.

Que hubiera dejado su vida en Madrid para acompañarme en este viaje ya era un gran gesto por su parte. Que aguantara mis manías y mis caprichos durante un año entero era prácticamente un milagro. Pero que tirara de mi silla para pasearme por Egipto y me atendiera en todas mis necesidades superaba ya cualquier calificativo.

Ese sentimiento de deuda impagada me carcomía por dentro, pero poco a poco iba perfilando la manera de subsanarlo.

Los días en El Cairo fueron tan alocados como divertidos. He de confesar que, incluso estando inválido, los disfruté tanto como si tuviese la movilidad completa. Es cierto que me sentía totalmente dependiente, pero Rodri era un compañero tan abnegado y voluntarioso, que no me daba tiempo a requerirle nada. Antes de que yo le pidiera lo que fuera, ya estaba él anticipándose a mis necesidades para colocarme una pierna, ponerme la gorra, recordarme que bebiera algo o llevarme al baño si se percataba de que llevaba mucho tiempo sin ir.

Observándole mientras me cuidaba, entendí las palabras que el papa Francisco, anticipando lo que iba a ocurrir, me había dedicado en el Vaticano. Aquel día me habló de la entrega, del amor fraternal, de los actos desinteresados y de cómo todo ello conduce a una felicidad plena y verdadera; una a la que la mayoría de nosotros no estamos acostumbrados, pero que cuando la descubriésemos, aseguró, entenderíamos de lo que nos estaba hablando. Y así fue. En ese mismo instante lo recordé, sentí esa felicidad en carne propia, comprendí al fin... y entonces dudé.

Preferí no contarle nada de lo que tramaba. Ya tenía suficiente con sus conflictos internos: regreso a Madrid, vuelta al trabajo, retorno a su vida familiar, su sobrino... y recuperar a Clara; sobre todo, recuperar a Clara. Aunque no me lo hubiera dicho abiertamente, no era difícil darse cuenta de que su mente se debatía entre abandonar una relación inmerecidamente interrumpida, o intentar retomarla desde la incertidumbre ante un posible rechazo.

Mientras tanto, nuestro viaje continuaba. La travesía en aquel barco de madera, remontando el Nilo y salvando los desniveles gracias a las esclusas, fue una gran experiencia vital que resultaba algo paradójica con el lugar mismo, dado que los templos que visitábamos eran la máxima expresión de una cultura dedicada a la muerte.

Esos amaneceres surcando el gran río, con la frondosa vegetación flanqueando ambas orillas y el desierto justo detrás, parecían salidos del *atrezzo* de una ópera de Verdi: infinito, caluroso, mortal y abrumador.

Ya nunca olvidé esos atardeceres contemplando desde la cubierta de proa la enorme esfera anaranjada ocultándose bajo el horizonte. Me pasaba horas y horas aguardando la llegada de la noche, con su oscuridad casi completa, tan solo turbada por el intrigante brillo de la cara lavada de la luna.

—¿No te parece curioso que sea precisamente ahora la primera vez en mi vida en que me siento en paz?

—¿En paz? —se extrañó Rodri.

—Sí, en paz conmigo mismo, con todo lo que me rodea, con lo que me ha pasado y con lo que he vivido. No sé, siento que he encontrado el sentido de todo esto —le dije a Rodri, con la mirada fija en algún punto del crepúsculo.

—Pues me parece una reflexión muy bonita, Guzmán. Me alegro sinceramente por ti, y te agradezco que me hagas partícipe de este momento vital tan importante.

—¿De verdad?

—Sí.

—Bien, porque quiero que sepas que estoy preparado —aseguré, mirándole seriamente a los ojos. Y no hizo falta decir nada más para que los dos entendiéramos lo que tenía en mente.

El día previo a la excursión de Abu Simbel le dije a Rodri que me encontraba un poco cansado y que, si no le importaba, me quedaría ese día en el barco mientras él hacía la visita con el resto del grupo. Tal y como supuse que pasaría, me dijo que ni hablar, que cómo iba yo a arreglármelas sin él, que no se iba a separar de mí y que me olvidara de Abu Simbel, que ya había visto muchos templos. Menos mal que yo había previsto esa reacción y, aunque tuve que insistir bastante, acabé por convencerle contándole que uno de los tripulantes del barco, Akil, había accedido a atenderme durante todo el día a cambio de una cantidad que habíamos pactado previamente. Le dije que aprovecharía para estar tumbado en mi camarote o viendo el paisaje desde la cubierta, y que él no se podía perder el *Speos* porque era único en el mundo y le iba a sorprender. Le costó horrores ceder, pero creo que finalmente entendió que se lo estaba pidiendo más por mí que por él. Y así era. Necesitaba hacer un par de gestiones, y necesitaba hacerlas a solas. No quería que se enterase de nada. Al menos, de momento.

Sentado en mi silla de ruedas, enfrente del escritorio de mi camarote y con la escotilla abierta a la brisa fluvial, me puse a escribir las dos cartas que necesitaba dejar redactadas para cuando llegara el momento. Pero antes de eso tuve que poner en situación a mi circunstancial y avispado ayudante, contándole cómo estaba, cuál era mi esperanza de vida y cómo quería acabar este último viaje. Quiero creer que lo entendió bastante bien —sin entrar a juzgarme— y me parece que fue la cantidad de libras egipcias que deposité en su mano lo que finalmente le convenció para llevar a cabo la delicada tarea que le había encomendado.

Cuando una hora después me trajo a hurtadillas lo que le había encargado, le di las gracias, le insistí en mantener en secreto todo este asunto hasta el final, y le pedí que me dejara para seguir escribiendo mis cartas de despedida:

> Querida mamá, querido papá:
>
> No sé muy bien cómo hacer esto, pero lo voy a hacer de esta manera, y espero que no os lo toméis a mal. Es mi última decisión. Cuando leáis esta carta, yo ya no estaré en este mundo. Aunque la enfermedad no haya dicho su última palabra, yo sí habré dicho la mía.
>
> Creo que todo el mundo debería tener el derecho a elegir su final y os aseguro que no podría haber pedido un final mejor que este. Entiendo que no estéis de acuerdo y que penséis que soy, o más bien, que he sido, muy egoísta, pero espero de todo corazón que podáis entenderme algún día.
>
> También quiero pediros perdón. Sí.
>
> Perdón, una y mil veces, por mi egoísmo, por mi arrogancia, por mi falta de cariño, de afecto y de atención hacia vosotros; por no haberos cuidado como os merecíais y como vosotros me habéis cuidado a mí.
>
> Ahora me doy cuenta, y aunque sea demasiado tarde para remediarlo, me queda el consuelo de escribíroslo y de despedirme con la convicción de que aceptaréis mis disculpas. Conociendo vuestra generosidad infinita, con la que me habéis educado, seguro que encontraréis la forma de perdonarme. Y cuando tengáis dudas o me echéis de menos, siempre podréis volver a leer esta carta de agradecimiento, perdón y despedida con la que pretendo honraros.

Pero no me quiero despedir sin daros las gracias. Por tanto, gracias, gracias por todo, y sobre todo por haberme dado la oportunidad de ser tan feliz. Por haberme educado en el amor, por haberme querido y enseñado a querer. En definitiva, por haberme hecho como soy.

Siento no haberos dicho todo esto antes, pero es que me acabo de dar cuenta ahora. En realidad, os confieso que estoy muy contento de haberlo sabido a tiempo, para poder decíroslo a vosotros.

No quiero que os preocupéis por mí, pero sí que sepáis que me voy satisfecho y plenamente realizado en esta vida, y que no hay palabras suficientes para expresar lo muchísimo que os quiero.

Vuestro hijo, por siempre,

GUZMÁN

¡Hala!, ya había escrito la carta más difícil de escribir en la vida de uno, pero me quedaba otra pendiente para acabar de finiquitar la cuestión logística, que no era menos compleja. Tenía que cerrar el círculo, necesitaba encauzar una situación que, aunque no estaba en mi mano solucionar, me sentía responsable de haber originado, y con la que, por tanto, estaba en deuda. Algo tenía que hacer o intentar hacer para arreglar lo que había estropeado hacía ya casi un año. Y por eso escribí el email que sigue:

Querida Clara:

Entiendo que este correo te sorprenda e incluso te indigne, pero también espero que te haga reflexionar, al menos durante un tiempo. Ese, y no otro, es, al fin y al cabo, su objetivo.

Sé que no tengo derecho a pedirte lo que te voy a pedir. Sé que no es justo el daño que de forma indirecta te he infligido, y lo siento de veras. También sé que no debería meterme donde no me llaman, y entiendo que bastante te he complicado ya la vida, llevándome a Rodri de vuestra casa un año, como para que no me odies...

Pero, aun así, voy a hacerlo.

Te voy a contar cómo está Rodri, cómo veo yo la situación y la idea que se me ha ocurrido. Luego, si quieres, me mandas a la mierda, me contestas lo que quieras y me pones en mi sitio. Perfecto. Yo te entiendo, de verdad, pero déjame que te cuente.

Desde que Rodri volvió de Madrid, ha estado con la cabeza ausente para lo que es él. Se pasea con la mirada perdida y, hasta hace poco, no he sabido entender lo que le pasaba. Pero ahora lo he comprendido.

Sabes perfectamente, porque le conoces igual o mejor que yo, que Rodrigo no es una persona proclive a arrepentirse. No le da demasiadas vueltas a lo que ya ha sucedido, y es tremendamente pragmático a la hora de afrontar el futuro.

Pero tengo la impresión de que, si de algo se arrepiente en su vida, aunque solo sea de una cosa, es de haberlo dejado contigo. Lo demás le da todo, más o menos, igual. Ya sea porque cuenta con recuperarlo a su vuelta a Madrid o bien porque ya no le interesa, pero haberte perdido a ti... creo que es algo que él no se perdona, y yo tampoco me lo puedo perdonar.

Me siento muy egoísta, pero te pido que te pongas en su lugar. Era tan imposible aceptar lo que le pedí como negarse a hacerlo.

¿Qué hubieras hecho tú? Piénsalo.

Hay que ser muy generoso, como lo ha sido él siempre, y tener un corazón enorme para hacer lo que Rodri decidió hacer, incluso sacrificando lo que más quería en su vida.

Yo sé que no puedo requerirte nada, pero tan solo te insto a que medites tranquilamente sobre lo que te voy a pedir ahora.

Necesito que vayas al Ateneo de Madrid el día que Rodri vuelva a casa.

Él tendrá que ir urgentemente allí para cumplir con el último encargo que le voy a hacer en mi vida.

He aquí el favor que te pido: sé que es mucho pedir, pero si pudieras estar ahí, esperándole pacientemente, mirarle a los ojos, darle un abrazo y escucharle... sería el mejor regalo que me podrías hacer para que me fuera tranquilo a la otra vida que me espera.

Perdóname por ponerte en esta tesitura, pero te aseguro que no lo haría si no supiera que para Rodri es muy importante.

Te mando un beso muy fuerte y te deseo una vida tan maravillosa como la que te mereces.

Eternamente agradecido,

GUZMÁN

Una vez realizadas todas estas gestiones, le pedí a mi ayudante que me subiera a cubierta para esperar el regreso de mi amigo. Y allí, acariciado por el suave viento que soplaba una tarde más, y contemplando cómo se acababa otro día —uno de mis últimos—, me alegré de tener la sensación de estar haciendo, por fin, las cosas como debía; de estar cerrando todos y cada uno de los capítulos más importantes de mi existencia. De rematar ese «libro» que, sin saberlo, empezamos todos a escribir el día que nacemos, y finalizamos el día que morimos.

En este caso, los últimos capítulos estaban dedicados a las personas que más quería en mi vida, y con las que necesitaba congraciarme.

Despedirme de todas ellas, tal y como se merecían, y como yo deseaba hacerlo, cerraría finalmente el círculo.

23

Un año y dos semanas antes del epílogo

¿GUZMÁN PERDIÉNDOSE ABU SIMBEL? No tenía ninguna duda de que se traía algo entre manos. Al principio pensé que lo estaba haciendo por no ser una carga, pero cuando se negó varias veces a venir, incluso con cierto enfado, yo no daba crédito. Todo un cultureta como él perdiéndose la parada más importante de todo el crucero... El caso es que, como no fui capaz de convencerle, aunque su movilidad había incluso mejorado, decidí hacer lo que no debería haber hecho: desconfiar y espiarle. Sí, sí, lo sé, muy mal. Pero la vida real no está para buenismos baratos, y yo estaba preocupado por mi amigo. Además, aunque Guzmán no lo recordaba, ya habíamos visitado Abu Simbel con nuestras respectivas familias hacía unos años. A mí personalmente me impresionó tanto que, si me hubieran dado a elegir un sitio de Egipto al que volver, sería ese. Por desgracia, aquel día tenía cosas más importantes que hacer. Así pues, me levanté de acuerdo con el horario previsto para la excursión que no tomaría, y salí del camarote despidiéndome de Guzmán con normalidad.

—Disfruta mucho del día, Rodri —me susurró, haciendo equilibrios en la fase sueño-vigilia.

—Gracias, amigo, ya sabes que cualquier cosa, me llamas. Sigo pensando que tendrías que venir —disimulé.

—Me vendrá bien descansar antes del viaje de mañana, ya sabes que me agotan los traslados.

No insistí más.

Estábamos alojados en la segunda planta de un impresionante crucero de cuatro alturas. En las tres primeras, todos los camarotes gozaban de vistas al Nilo, con una hilera que daba al este y la otra al oeste. En la última planta se encontraban distribuidas, de proa a popa, las suites, el camarote del capitán y los salones en los que se hacían las actividades mientras el barco navegaba. Había mesa de billar, karaoke y una pequeña discoteca, además de una zona de juegos para niños. En el extremo opuesto, con orientación oeste, estaba el solárium, donde los pasajeros nos agolpábamos, cada día, para ver el magnífico atardecer. Finalmente, la zona central de la planta baja estaba destinada al inmenso salón donde, con una puntualidad extrema y un horario nada europeo, servían el desayuno, la comida y la cena. Aunque en principio las mesas se compartían con un grupo previamente asignado, a Guzmán y a mí nos ofrecieron una mesa aparte, justo a la entrada, para mayor comodidad de mi amigo.

Tomé las escaleras que me conducían al comedor para compartir un madrugador desayuno con las doscientas personas que, como yo, habían decidido realizar la excursión. Aunque Guzmán y yo habíamos tendido a aislarnos bastante de los demás pasajeros, sí entablamos conversación con algunos, sobre todo españoles, que, intrigados al ver a Guzmán impedido, se acercaban a cotillear sin ningún pudor. Como no había nada que ocultar, pero tampoco nada sobre lo que le apeteciera profundizar a Guzmán, decidimos inventar, sobre la marcha y para cada interlocutor, una historia distinta que explicara su minusvalía. A los más intrépidos les contábamos que era policía y que le habían pegado un tiro en una redada; a los curiosos, que tenía una enfermedad de nacimiento y que incluso había participado en los Juegos Paralímpicos de Atenas 2004; y a los más cándidos les decíamos que una negligencia médica durante una cirugía menor le había dejado impedido y que veníamos a pedir al dios Ra y otras deidades que lo curaran. Sea como fuere, la mayoría de los pasajeros de aquel crucero nos conocían, y seguían de cerca nuestros movimientos, así que cuando acudí solo al bufet, varios se interesaron por Guzmán. Esta vez sí conté que mi amigo se había quedado descansando y que estaría acompañado por un miembro de la tripulación durante todo el día. Tras el eterno desayuno, con cola incluida hasta para tomar unos huevos revueltos, la excursión, a la que se había apuntado el 90% del pasaje, estaba lista para partir.

Un minuto antes de la hora de salida prevista, subí a la habitación con la excusa de coger cualquier enser que pudiera haber olvidado y así disimular mi huida. En realidad, yo no estaba apuntado a la excursión, así que cuando el guía iniciara el recuento para confirmar que estábamos todos, no me echaría en falta. Como era temprano y ni siquiera había amanecido aún, no me costó mucho refugiarme en la planta más alta, donde apenas había movimiento a esas horas. Me tumbé en una de las hamacas del solárium hasta que los primeros rayos de sol egipcio empezaron a cegarme incluso a través de los párpados.

—¿Está usted bien, señor Rodrigo? —Aquella voz desconocida me sobresaltó. Un amable trabajador del crucero, al que no había visto todavía, esperaba mi respuesta a una distancia prudencial.

—Sí, sí, solo... solo quería ver el amanecer.

—No estaría usted apuntado a la excursión del día, ¿verdad? Hace rato que partió.

—No, no, hoy prefiero descansar, me he tomado el día libre.

—¿Le gustaría que le preparáramos a usted y al señor Guzmán un desayuno en su habitación? —Primer minuto de mi farsa y ya me iban a descubrir. Seguía sin ser capaz de reconocer a mi interlocutor, a pesar de que él parecía conocernos perfectamente.

—No, gracias, yo ya he desayunado, de hecho, iba a preguntarle a Guzmán si quería que le llevara algo yo mismo.

—De acuerdo entonces, cualquier cosa que necesiten, no duden en avisar. Mi nombre es Akil.

Al cabo de un rato bajé a nuestro camarote para indagar. Como era de esperar, colgaba del pomo de la puerta el cartel de «no molestar», tal y como yo mismo lo había dejado, así que opté por sacar un café en una de las máquinas que había en cada planta y aguardar pacientemente a que hubiera el más mínimo movimiento dentro de la 223. En mi mochila llevaba mi libro y unos cascos, así que busqué la perspectiva idónea para no perder de vista nuestra habitación, y me dispuse a esperar con el mayor disimulo posible. En esos momentos de adrenalina, y en pleno acto a la par reprobable y necesario, opté por escuchar en bucle mi *playlist* favorita. No habían pasado más de cuarenta minutos en aquella posición cuando el mismísimo Akil, con una tarjeta blanca en la mano, desbloqueó la cerradura y entró en la habitación. Tras él, la puerta se cerró con sigilo.

¿Qué hacía Akil en nuestra habitación?

¿Sería acaso el ayudante del que me había hablado Guzmán?

Intentando evadirme de mis sospechas e incertidumbres, esperé pacientemente. Bastaron treinta minutos para que Akil saliera del camarote. Yo no sabía qué había ocurrido ahí dentro, pero sí tenía claro que algo estaba pasando. Guzmán era estricto con sus horarios, sobre todo con el desayuno, y Akil no llevaba comida al entrar. Además, habíamos quedado en que esperaría en la cama, sin levantarse, hasta que yo llegara, por lo que esa media hora en compañía era incomprensible. Me debatía entre entrar en la habitación y cogerle *in fraganti* o esperar un poco más por si podía sacar algo en claro. Engañar a Guzmán no entraba en mis planes, así que opté por entrar y descubrir mis cartas, pero sobre todo las de mi amigo. Me encaminé hacia nuestra habitación, saqué mi tarjeta electrónica y, justo cuando me disponía a acercarla al lector, escuché unos pasos a mi espalda que instintivamente me hicieron pasar de largo y buscar refugio. Ahora sí, Akil volvía con el desayuno en una bandeja plateada. No me sorprendió ver un zumo de naranja, unos dulces y un café expreso. Sin embargo, a pesar de que estaba medio en cuclillas y detrás de una planta, desde mi irrisorio escondite logré divisar un blíster de comprimidos naranjas que no reconocí.

Esperé de nuevo, pacientemente, a que Akil saliera del camarote. Esta vez la espera fue mucho más breve: apenas cinco minutos. Decidí dar al traste con mi plan y sorprender a Guzmán con tal de descubrir qué estaba pasando, así que me dispuse a entrar en la habitación en cuanto Akil se alejara lo suficiente por el kilométrico pasillo. Contra todo pronóstico, el que salió tras Akil fue Guzmán, impulsando su silla de ruedas a un ritmo lento, y haciendo un esfuerzo digno de mención. Tras zafarse de la puerta, oí cómo llamaba al camarero.

—¡Akil! Espera, no te vayas —La voz de mi amigo sonaba potente, pero denotaba cierto nerviosismo.

—¿Qué pasa, Guzmán? ¿Qué más necesitas? Ya te he dicho que no quiero saber nada más de este tema; me estoy jugando mi puesto y el sustento de mis hijos.

—Tengo miedo de que no sea suficiente —me pareció entender.

—Te he dado lo que tú me has pedido, y me ha costado mucho encontrarlo, no puedo hacer mucho más.

En ese momento Akil desapareció de mi vista, y también de la de Guzmán, dirigiéndose a las estancias superiores donde hacía un rato nos habíamos conocido.

Me debatí entre aparecer ante Guzmán y pedirle explicaciones, o persuadir al camarero para que me ayudara a desentrañar la situación. Opté por la segunda, aunque era probable que esa opción acabara por llevarme a la primera. Volví sobre mis pasos y busqué al egipcio por todo el barco sin éxito, así que me dirigí a la recepción.

—Buenos días, don Rodrigo, pensé que harían ustedes la excursión a Abu Simbel —me saludó el amabilísimo recepcionista con cierto asombro.

—Buenos días, en realidad hoy preferíamos descansar. Estaba buscando a un compañero suyo, se llama Akil, nos ha estado atendiendo antes y quería preguntarle algo.

—¿Akil? Hoy tenía el día libre, ¿seguro que se refiere a él?

—Sí, bueno, él mismo me dijo su nombre. Era alto, de unos cincuenta años, piel morena, pelo negro muy corto, delgado. Iba vestido todo de blanco y llevaba una chapa con su nombre.

—Don Rodrigo, todo lo que me cuenta me parece extraño, Akil es albino, y no existe en Egipto un rubio más rubio que él. Creo que no hablamos de la misma persona. Además, todos los trabajadores del barco están obligados a vestir con la indumentaria oficial de la empresa. Es decir, pantalón negro y polo gris. Me preocupa lo que me está contando, voy a revisar las cámaras de seguridad.

—Se lo agradezco.

Me estaba empezando a preocupar, y mucho. Y como soy incapaz de soportar este tipo de tensiones, me dirigí al camarote para hablar con Guzmán. Llamé a la puerta antes de entrar y, al no recibir respuesta, abrí directamente. La habitación estaba vacía, Guzmán había salido. Y lo había hecho sin tocar la bandeja del desayuno que seguía encima del escritorio. Me acerqué a ella buscando alguna pista que arrojara algo de luz sobre el *thriller* que estaba viviendo y que escapaba a mi comprensión. Por desgracia, lo único que faltaba en aquella bandeja era el blíster. Sin embargo, tras unos minutos buscando en cada rincón de la habitación, lo acabé encontrando entre la bolsa de ropa sucia, dentro de la maleta de mi amigo. Cuando leí el nombre del principio activo que contenían aquellas cápsulas se me cayó el alma a los pies.

Guzmán tenía un plan.

¿Y ahora qué?

¿Debía respetar su voluntad, o intervenir cuanto antes? Menudo dilema irresoluble.

Decidí darme un poco de margen para pensar, así que salí al pasillo y dediqué el resto del día a evitar miradas extrañas, y en especial la de mi amigo. Al atardecer, cuando vi que la marabunta de turistas volvía de la excursión, me acerqué a la zona de embarque y me confundí entre ellos, como uno más. Guzmán oteaba el río desde la zona más alta del barco, y allí nos volvimos a ver, ocultando la realidad paralela que habíamos vivido cada uno durante la jornada.

—Rodri, ¡qué alegría verte! ¿Cómo ha ido Abu Simbel?

—Genial, amigo, una pasada; además, ha hecho un día increíble. ¿Tú qué tal?

—Bien, aburrido más bien, me arrepiento de no haber ido, casi te llamo para que vinieras a buscarme.

—Mira que te dije que no te lo perdieras... ¿Te ha tratado bien tu ayudante?

—La verdad es que sí, fíjate que al final hasta he salido de la habitación. Me ha ayudado con todo.

Vaya si le había ayudado con todo. Había sobrepasado todos los límites de la diligencia. Y de la legalidad. Aunque esto último, en ese momento, era lo menos importante.

Yo, por mi parte, y tras una angustiosa deliberación, había tomado una decisión.

Me había costado. Mucho. Pero, por fin, tenía claro cuál debía ser mi papel en todo esto.

24

Un año y una semana antes del epílogo

QUÉ CURIOSO. La decisión estaba tomada y no había vuelta atrás, pero no fue hasta que volvimos del crucero por el Nilo cuando finalmente pude verbalizar lo que iba a hacer.

«Me voy a suicidar».

Es tremendo. Ya de por sí da vértigo pensarlo y planificarlo, pero hasta que no lo dices no acabas de asimilarlo. Recuerdo haber leído, hace muchos años, *Las penas del joven Werther* y cuánto me había impactado ese libro. De haber sabido entonces que seguiría los mismos pasos que el protagonista de la novela de Goethe, no me lo hubiera creído y, además, me hubiera asustado.

Acabar de forma voluntaria con la vida propia, por muy eufemístico que suene, tiene un componente oculto de responsabilidad. Es como si uno tomara conciencia de su existencia, hasta el extremo de decidir cuándo ponerle punto final. Estrictamente, es la única decisión irreversible que puede tomar el ser humano sin margen de arrepentimiento.

Ya no había vuelta atrás, no había espacio para la rectificación. Ahora que lo tenía todo preparado, me quedaba por dilucidar la forma adecuada de contárselo a Rodri. Sabía que no iba a ser sencillo y que mi amigo trataría de convencerme, al menos para que me lo replanteara, pero yo debía ser lo suficientemente tajante como para no darle ninguna opción de réplica.

«La decisión es inamovible y solo me corresponde a mí tomarla. Respétame».

Aquel o aquellos que quisieran interponerse en mi camino, o incluso juzgarme, por hacer lo que iba a hacer no merecían ni mi respeto ni mi perdón. Quizá por la situación en la que estaba, sabía que no me opondría al suicidio libremente elegido de nadie, ni siquiera me atrevería a juzgarlo. Con seguridad, si no lo hubiera vivido en mis propias carnes, pensaría algo muy distinto. El caso es que nunca lo sabré.

Ya tenía decidido el día, el momento y, prácticamente, el lugar. Me faltaba algún que otro fleco por cerrar, pero pensaba zanjarlo lo antes posible para poder pasar al asunto crucial, que era contárselo a Rodrigo.

—Oye, Rodri, ¿a ti te importa si cambiamos de hotel? —le pregunté como para tantear el terreno.

—No, ¿por qué lo dices? —me respondió más rápido de lo que esperaba.

—Bueno, es mi último capricho en Egipto.

—¿Te parece poco capricho el viajecito que nos estamos pegando? —replicó en un tono brusco que me intimidó.

—No, no —corrí a enmendarme—, por supuesto...

—Que te estoy vacilando, hombre —me cortó Rodri, desvelando el embuste—. Claro que no me importa. De hecho, he de confesarte que este me parece un poco cutre.

—Me ca... serás capullo. —Me sentí aliviado por un momento, pero tenía que seguir avanzando en mi plan—. He pensado que podríamos alojarnos en el Hyatt Pyramids Hotel. He visto en su web que tienen una suite con terraza en el último piso con vistas a las pirámides de Guiza.

—Perfecto, ya sabes que a mí no me molesta el lujo —dijo Rodri con esa sorna del que ha conocido una vida privilegiada y sabe cómo disfrutarla.

—Hay que ver lo sibarita que has sido siempre —le repliqué tratando de saborear esos últimos momentos de camaradería que nos quedaban juntos, y por los que la vida aún tenía sentido.

—¡Oye, oye! Que el hotel lo has elegido tú, que conste —me espetó, sacando a relucir su esencia reivindicativa—. Por cierto, ¿qué vas a celebrar ahí? —preguntó, como si ya supiera la respuesta.

—Una cena muy especial.

—¿Con champán y todo? —bromeó de nuevo.

—Con lo que tú quieras.

Me lo estaba poniendo tan fácil que, sin decírselo verbalmente, se lo agradecí con la mirada, y los dos nos entendimos como si ya no hicieran falta más palabras para saber lo que tenía cada uno en mente.

Habían pasado dos días desde que nos habíamos trasladado al lujoso hotel de Guiza, pero, por alguna razón, aún no había sido capaz de decírselo. Nunca encontraba el momento perfecto. Lo estaba posponiendo en exceso, y se me acababa el tiempo. Mañana iba a ser mi último día en este mundo, y aún necesitaba su complicidad para poder cerrar todos los temas que quedaban pendientes.

Aproveché el peor momento posible, en el desayuno bufet del hotel, para lanzarme a la piscina y soltarlo todo de una vez por todas.

—Rodrigo, ¿podemos hablar un segundo? —empecé, con voz nerviosa.

—¡Sí, hombre!, hablar ahora, dice, con todo lo que hay aquí en el bufet. No me jodas, tío —se quejó—, llevamos un año entero hablando a todas horas y es justo en este momento cuando quieres hablar.

—Bueno, verás, es que es importante... —no sabía ya dónde meterme—, si pudieras prestarme un poquito de atención...

—De acuerdo, de acuerdo. A ver, dime. —Dejó de comer y de beber por un momento y se dispuso a escucharme.

—Mira, tengo que contarte que... —lo había estado ensayando miles de veces y ahora tenía la mente en blanco—, el otro día en el barco...

—Ah, ¿lo de las pastillas naranjas, dices? —me cortó Rodrigo súbitamente, como si le estuviera hablando de comprarme unas chanclas.

—¡¿Qué?! —Me había quedado atónito—. ¿A qué te refieres exactamente? —le pregunté para confirmar si había sido un comentario al azar o estaba al tanto de todo.

—Vamos a ver —me dijo con esa natural mueca de superioridad fingida que le salía cuando llevaba razón—, ¿de verdad pensabas que me iría a Abu Simbel sin más?

—Pero entonces, ¿ya lo sabes? —No era capaz de procesar lo que estaba pasando—. ¿Sabes lo que voy a hacer, y no me has dicho nada?

—Eso es.

—¿¿Por qué?? —No entendía nada.

—Guzmán. —Rodri cambió el tono de golpe para adoptar uno mucho más serio—. Escúchame ahora tú a mí. Lo sé todo.

—Qué cabrón.

—No me cortes.

—Vale.

—Y te digo más: te respeto. No he querido decir nada hasta que no sacaras tú el tema, porque me ha parecido adecuado que tú marcaras los tiempos.

—Claro. —Empezaba a entender, pero no a la velocidad que me hubiera gustado.

—Mira, llevo una semana obligándome a no juzgarte cada vez que te miro a la cara, y ya casi lo he conseguido. Te aseguro que esto tampoco es fácil para mí y estoy haciendo un gran esfuerzo por entenderte. Pero quiero que sepas que lo acepto, que estoy contigo, y que precisamente ahora, en el último momento del viaje, no voy a traicionar la promesa que te hice en Madrid —me dijo para concluir una reflexión irrefutable—. Te acompañaré hasta el final, sea en el momento, en el lugar y de la forma que tú elijas.

—Oh, vaya... —no pude decir nada menos estúpido en ese momento—, no me esperaba...

No solo me había desenmascarado, sino que me había desarmado.

—No te pongas así, hombre —intercedió Rodri para quitarle hierro al asunto—. Si llego a saber que te lo ibas a tomar de este modo, te hubiera dicho que me parecía fatal tu decisión y que te iba a robar las «pastis».

—Ya... —Solo me salían monosílabos.

—Anda que darte ahora a las drogas, con lo puritano y moralista que has sido tú siempre —continuó mi amigo manejando hábilmente la transición melodramática de la conversación.

—Es por una buena causa —acerté a decir en mi defensa.

—Puede ser, sí. Puede ser...

Una vez terminamos esa crucial y penúltima conversación, tuve el convencimiento de que mi amigo no solo me entendía, sino que me respaldaba en el delicado debate sobre la muerte digna. Lo cual he de confesar que, para mi tranquilidad, facilitó mucho las cosas.

Dediqué el resto del día a todo lo demás. Me había quitado de repente una losa de encima, y ahora la elocuencia brotaba con gran facilidad en forma de frases conexas y repletas de sentido. Contaba con la complicidad de mi amigo y le conté todo el plan paso a paso.

Primero le expliqué que el momento para llevar a cabo mi suicidio sería al día siguiente, por la noche. Al acabar la cena, en la terraza de nuestra suite y viendo las pirámides iluminadas, brindaríamos por última vez, ingeriría la copa de vino mezclada con la dosis suficiente y me dormiría para siempre.

Luego le di instrucciones sobre qué hacer con mis restos mortales. Le dije que no quería que repatriaran el cadáver, sino que lo incineraran allí mismo y que con las cenizas hiciera él lo que considerara oportuno.

—Nadie más que tú tiene derecho a decidir sobre lo que quede de mí —le dije muy serio—, si quieres arrojarlas al Nilo, o llevarlas de vuelta a Madrid, estás en tu derecho de hacerlo y no darás cuentas a nadie. Dirás que fue mi última voluntad.

—Joder, Guzmán, tú te suicidas, pero a mí tus padres me matan —me interpeló con su tono de queja simpática.

—De eso también quería hablarte...

Le conté lo de la carta que había escrito en el barco y le pedí que, a su vuelta, se la entregara a mis padres.

Y ya, cuando el sol dejó de abrasar la ciudad de El Cairo, le hice partícipe de lo que había dejado para el final todo este tiempo: el último favor que debía hacerme, y con el que pondríamos el broche definitivo a nuestra amistad en este mundo.

Le dije que, en cuanto regresara a España, debía acudir al Ateneo de Madrid, en la calle del Prado. Que tendría que hacerlo a una hora concreta (las 10:00 de la mañana) y, una vez allí, tendría que localizar el cuarto de las taquillas y abrir la número treinta y ocho.

Como vi que lo estaba memorizando todo, con esa mirada que ponía cuando estaba concentrado, le hice entrega de las llaves del candado que abría la taquilla en cuestión y que había guardado meticulosamente en el bolsillo interior de mi mochila desde que salimos de Madrid, hacía ya... una vida.

—¿Lo has entendido todo? —Sabía que no era necesaria esa pregunta, pero no podía dejar de formularla.

—Todo claro, pero... ¿se puede saber qué te pasa a ti con el número treinta y ocho?

—Muy observador, pero déjame al menos que me lleve algún secreto a la tumba.

—Vale, vale, pero te recuerdo que me has pedido que no te entierren...

—Cierto.

Un año y un día antes del epílogo

Y de esta forma llegamos los dos juntos al final de nuestro viaje compartido por el mundo. Y yo al final de mi vida.

El último día, la última noche, la última cena, la última conversación, la última copa de vino y el último suspiro.

Después... nadie lo sabe.

Según fue avanzando el día, los nervios inevitables se fueron templando, y aunque mentiría si dijera que los dos supimos mantener la normalidad en todo momento, sí que puedo afirmar que nos envolvía una extraña sensación de aceptación. Por mi parte, la de ser consecuente con la decisión tomada hace mucho tiempo: elegir mi final deseado y llevarlo a cabo. Y por parte de Rodri, la de asumir el papel que en toda esta historia le había tocado desempeñar.

La cena fue, como no podía ser de otra manera, inmejorable. El clima, las vistas, la comida, la luz, el murmullo de fondo de la ciudad que nunca duerme... La conversación era ya intrascendente a esas alturas. Todo era perfecto, y yo estaba preparado para mi despedida.

—¿Te das cuenta, Rodri? —le dije ya en los postres.

—¿De qué, Guzmán? —Me trataba con mucho respeto desde que sabía que me iba a quitar la vida.

—De que ahora todo encaja. Lo hemos logrado. Hemos llegado al final, y aunque estoy en silla de ruedas y con movilidad reducida, sigue siendo el final soñado. Me encuentro bien, estoy lúcido, he llegado hasta aquí con la satisfacción de poder despedirme adecuadamente del mundo, y de ti... —Se me quebró un momento la voz.

—Sigue, hombre, sigue, no te cortes ahora —me animó.

—Quería decirte que estoy muy orgulloso de ti. No sé si eres ya consciente de lo que has hecho, pero al haberme acompañado en este viaje le has dado al mundo el mayor ejemplo de amistad posible. Y he de confesar que lo has bordado.

—Al final lo vas a conseguir, y acabaremos los dos llorando como magdalenas.

—Sí. Pero te lo digo en serio. Has sido el mejor acompañante, cuidador y amigo que podía haber imaginado.

—¡Hala! Ya lo has conseguido —dijo tras secarse elegantemente las lágrimas con la servilleta—. Estarás contento, ¿no?

En ese momento, Rodri se levantó de golpe y me abrazó con fuerza. Yo le correspondí como pude, apoyando mi cabeza sobre su hombro. Y con todo el cariño y la gratitud que me quedaban dentro, le dije:

—Sí, amigo mío. Estoy muy contento. Y por eso creo que ha llegado el momento.

—¿Ya?

—Sí.

—¿Seguro?

—Sí.

—¿Un ratito más...?

—No.

—De acuerdo.

Rodri preparó el cóctel en mi copa. Brindamos por última vez y lo hicimos por la vida, que albergaba momentos sublimes e inolvidables como este.

Bebí, le miré a los ojos y le pedí que me llevara a la cama.

Me tumbó y me dio las buenas noches, como siempre había hecho, y cuando salió de la habitación, abrí por última vez mi diario en el que escribí este último capítulo que ahora estáis leyendo.

Aquí me despido. Me duele un poco el estómago, se me cierran los ojos, me pesa la pluma y me invade un cálido y reconfortante sopor.

No estoy seguro de que este sea el mejor final posible para una historia como la mía, pero sí sé que es el nuestro.

El de dos amigos que vivieron en un momento dado.

Rodrigo y Guzmán.

El de una amistad que quedará para la eternidad.

La de Guzmán y Rodrigo.

EPÍLOGO

25

Noviembre de 2023

HABÍA PASADO UN AÑO EXACTO desde la muerte de Guzmán. Un año desde que había vuelto a casa, al mismo lugar que me vio partir, pero siendo consciente de que nunca más volvería a ser el que fui.

Todo estaba preparado para la presentación. Entre los asistentes estaban los padres de Guzmán, sus hermanos, mis padres, mi hermana, mi cuñado y el pequeño Guzmán.

Y Clara. Sin ella, nada de esto habría sido posible.

A las siete en punto, y con la Cátedra Mayor del Ateneo a rebosar, me dirigí al micrófono mientras una pianista interpretaba una pieza de Ludovico Einaudi a un volumen suficiente para que todo el público pudiera oírla, sin tener que renunciar a las conversaciones en voz baja con las que los espectadores sobrellevaban la emoción previa al acto.

Antes de comenzar, alcé la mirada, pidiendo el silencio del público. En esa fugaz ojeada pude constatar que, en la última fila de la sala, justo al lado de la puerta de entrada, había una invitada que no esperaba, y cuya presencia no hizo más que aumentar mi emoción y agravar mis nervios.

El año transcurrido no había bastado para digerir el que había sido el mayor reto de mi vida, y aquel súbito recuerdo personificado me asustó e ilusionó a partes iguales.

¿Era ella?

Los ojos penetrantes de Brenda me saludaron desde la distancia, confirmando mis sospechas. Le dirigí una pequeña mueca de aquiescencia, a la que ella respondió esbozando aquella preciosa media sonrisa que enamoró a Guzmán.

Sin duda era ella. Ahora sí, todo estaba preparado.

—Queridos amigos, muy pocos fuisteis conscientes de lo que ocurrió en la vida de Guzmán en el año 2022 tras recibir la fatídica noticia de que le habían detectado una enfermedad incurable, hasta que leísteis las memorias que hoy presentamos aquí.

»Tras nuestra vuelta a Madrid, cumplí el último deseo que él mismo me pidió la noche de su muerte. Con las cenizas en una urna que llevé conmigo todo el tiempo, y nada más atravesar la puerta de salida del aeropuerto de Madrid, me dirigí al Ateneo sin tener ni idea de lo que me iba a encontrar. Según lo dispuesto por el propio Guzmán, llegué a las taquillas de la primera planta tras subir la majestuosa escalinata de la entrada y, sin mucha dificultad, encontré la número treinta y ocho. Introduje la llave en el candado, lo que inmediatamente abrió la puerta que escondía el misterioso encargo. Allí mismo, mi amigo me había dejado una pequeña nota con unas claves y una *tablet* apagada, indicándome que accediese a un documento que había guardado en la nube. Me emocioné. Estaba ante el último regalo que Guzmán me había hecho.

»Durante todo nuestro viaje, día tras día, había ido transcribiendo sus sentimientos y emociones, sus dudas, sus reflexiones, pero también nuestros encuentros y desencuentros —pocos, pero intensos—, los lugares que visitamos y a las gentes que conocimos. Con el tiempo, me di cuenta de que aquello que tenía entre mis manos, y que Guzmán había planificado meticulosamente desde antes de nuestra partida, no podía caer en el olvido, así que me propuse completar la historia con mi punto de vista, buscar un editor y darlo a conocer al mundo.

»Desde entonces, las dificultades han sido muchas. Publicar un libro es una labor de extrema dificultad que exige tiempo y esfuerzo y, por supuesto, el apoyo de los que más te quieren. Mucho apoyo. Pero aquí estamos, y os quiero agradecer de todo corazón que hoy, en el primer aniversario de la muerte de Guzmán, hayáis decidido acudir aquí para recordarle, leyendo entre todos, en voz alta, y durante las horas que siguen, la historia de un amigo, de un valiente y de, por qué no decirlo, un simpático cabezón.

El aplauso fue atronador, y tal y como había propuesto, aquel 30 de noviembre de 2023 se leyeron los pasajes más importantes de la historia de nuestras vidas. En ello colaboraron todos nuestros amigos y familiares, pero también algunos desconocidos que, impulsados por la viralizada historia de Guzmán, quisieron ser los primeros en conocer el texto que desgranaba las razones que le llevaron a quitarse la vida a los treinta y ocho años.

Nota del autor

Elisabeth Kübler-Ross (Zúrich, 8 de julio de 1926 - Scottsdale, Arizona, 24 de agosto de 2004) fue una psiquiatra y escritora suizo-estadounidense. Es considerada como una de las pioneras en el manejo psicológico de la muerte. A lo largo de su obra expone su teoría sobre las etapas del duelo. En su primer libro, *Sobre la muerte y los moribundos* (1969), enuncia las cinco fases por las que pasa la persona enferma en su aproximación al final: negación, ira, negociación, depresión y aceptación. Aunque en general esta teoría se basa en la cronología de un paciente que se enfrenta a la muerte, las fases aparecen en otro tipo de duelos como un fracaso sentimental o una frustración laboral.

Negación. La primera fase de un duelo consiste en un rechazo a la situación terminal que presenta el paciente. En ella, el enfermo resta importancia a la patología que padece o duda del diagnóstico, evitando enfrentarse a la situación.

Ira. La segunda fase del duelo aboca al paciente a una situación de enfado irracional en el que echa la culpa de su enfermedad a las personas que le rodean, principalmente a las de más confianza.

Negociación. La tercera etapa del duelo es la primera en la que aparece la comprensión. El paciente asume la culpabilidad que incluso se acompaña de reproches hacia él mismo, intentando buscar una solución al problema incluso aunque la situación sea irreversible.

Depresión. La cuarta fase del duelo se caracteriza por una tristeza existencial al ser el paciente consciente de un final cercano. La asunción de la realidad es el primer paso para asimilar la pérdida.

Aceptación. La quinta y última fase del duelo concluye con la tranquilidad que genera haber comprendido emocionalmente el proceso. En ella se abre una puerta a la recuperación emocional que permite asumir apaciblemente el final.

Agradecimientos

Cuando acabamos nuestro primer manuscrito, y tras revisarlo y corregirlo una y otra vez, sentimos que teníamos que compartir nuestra historia. En busca de una crítica sincera que nos ayudara a determinar el alcance de lo que teníamos entre manos, seleccionamos entre familiares y amigos a los más aficionados a la lectura para que nos dieran su opinión sobre la obra. El muestreo que atentamente recogimos resultó bastante más útil de lo que en un principio habíamos imaginado. Pero lo que más nos sorprendió fue la unanimidad que mostraron los seleccionados en la valoración favorable del texto. Ese fue el espaldarazo final para atrevernos a contactar con la editorial Rosamerón y con Francisco Martínez Soria, nuestro editor. Gracias por todo, Francisco. Y, cómo no, gracias a nuestro peluquero editorial, Edu Verdú.

Como muestra de reconocimiento, y cumpliendo con la palabra dada, hemos querido inmortalizar a todas esas personas, nuestros «Lectores 0», que han contribuido a hacer de *Paliativo* un libro del que nos sentimos profundamente orgullosos. Una y mil veces gracias a:

Soraya Abad, Vicente Álvarez, David Arroyo, Elsa Bernal, Lidia Brea, Raquel Checa, Alejandra Cortiñas, Antonio Crespo, Áxel Fernández, María Paz Fernández, Marta Fernández, Marta Gili, Marian Goicoechea, Antonio Guijarro, José Gómez, Sandra Lizarbe, Juan Ignacio Masa, Loreto Morales, Borja Muñoz, José Manuel Nieto, Patricia Muñoz, Emilio Quiroga, María Quiroga, Lucila Ramos, Alberto Rodríguez, Cristina Rodríguez, José Ramón Rodríguez, Juan Rodríguez y Paloma Rodríguez.

Agradecemos mucho el apoyo que nos ha brindado el Ateneo de Madrid y en especial a su presidente, Luis Arroyo.

Esta edición se ha compuesto con tipografías de la familia
Blacker Pro Text, una armoniosa revisitación de estilo clásico,
diseñada por Cosimo Pancini y Andrea Tartarelli.

Impreso en los talleres gráficos de Romanyà Valls,
Capellades, Barcelona, enero de 2024.

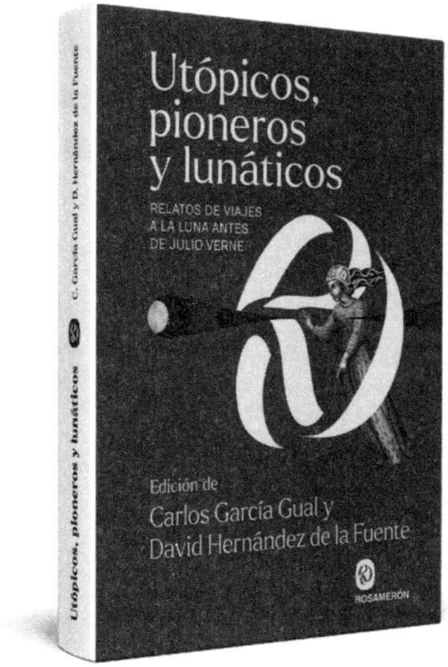
Utópicos, pioneros y lunáticos
RELATOS DE VIAJES A LA LUNA ANTES DE JULIO VERNE
Edición de
Carlos García Gual y
David Hernández de la Fuente
ROSAMERÓN
Utópicos, pioneros y lunáticos
C. García Gual y D. Hernández de la Fuente

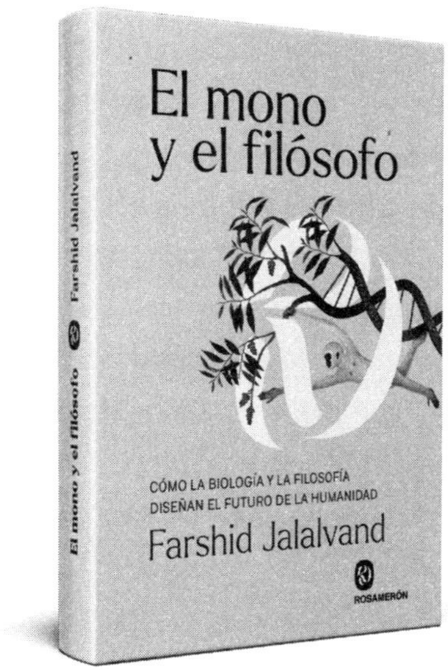
El mono
y el filósofo
CÓMO LA BIOLOGÍA Y LA FILOSOFÍA
DISEÑAN EL FUTURO DE LA HUMANIDAD
Farshid Jalalvand
ROSAMERÓN
El mono y el filósofo
Farshid Jalalvand